北京大学妇产科掌中宝系列

妇科与生殖内分泌掌中宝

（第3版）

主　　编　薛　晴　李克敏

副 主 编　尚　鹋　杨秀丽

作者名单　（按姓氏汉语拼音排序）

白文佩　毕　蕙　陈　亮　高　莹

李红真　李克敏　廖秦平　陆　叶

彭　超　尚　鹋　王　晟　徐　阳

薛　晴　杨　欣　杨秀丽　尹　玲

于晓兰　张　岩　张潇潇　张阳阳

周应芳

北京大学医学出版社

FUKE YU SHENGZHI NEIFENMI

ZHANGZHONGBAO〔DI 3 BAN〕

图书在版编目（CIP）数据

妇科与生殖内分泌掌中宝 / 薛晴，李克敏主编. —3 版.
—北京：北京大学医学出版社，2018.6（2024.1 重印）
（北京大学妇产科掌中宝系列）
ISBN 978-7-5659-1709-7

Ⅰ. ①妇… Ⅱ. ①薛… ②李… Ⅲ. ①妇产科学
②泌尿生殖系统 - 内分泌病 - 诊疗 Ⅳ. ① R71 ② R691

中国版本图书馆 CIP 数据核字（2017）第 270214 号

妇科与生殖内分泌掌中宝（第 3 版）

主　　编：薛　晴　李克敏
出版发行：北京大学医学出版社
地　　址：（100191）北京市海淀区学院路 38 号
　　　　　北京大学医学部院内
电　　话：发行部 010-82802230；
　　　　　图书邮购 010-82802495
网　　址：http：//www.pumpress.com.cn
E-mail：booksale@bjmu.edu.cn
印　　刷：北京信彩瑞禾印刷厂
经　　销：新华书店
责任编辑：刘　燕　　责任校对：金彤文
责任印制：李　啸
开　　本：787 mm×1092 mm　1/32　印张：8.5
字　　数：160 千字
版　　次：2018 年 6 月第 3 版
　　　　　2024 年 1 月第 4 次印刷
书　　号：ISBN 978-7-5659-1709-7
定　　价：35.00 元

前　言

　　李克敏教授主编的《妇科内分泌掌中宝》从第1版面世至今已有15年，得到了广大读者的认可。随着二胎政策的放开，生殖与妇科内分泌的临床和基础研究也日渐深入，相关疾病指南，如异常子宫出血，逐渐更新变化，诊断和治疗亦日趋规范。在这种背景下，我们出版了《妇科与生殖内分泌掌中宝（第3版）》。

　　本版既增加了大量生殖内分泌的相关内容，如月经周期、男性不育、辅助生殖技术和复发性流产等，也增加了妇科宫腔镜、腹腔镜、超声以及生育力保护等内容。本书密切结合临床工作实践，言简意赅，适用于从事妇科和生殖内分泌的青年住院医师及主治医师在工作中随时查阅。愿本书能为广大读者朋友提高诊疗水平贡献一份力量。

　　最后，感谢李克敏教授的指导和谦让，以及她对我一直以来的扶持和帮助。感谢尚鹃和杨秀丽教授对我的支持和帮助，感谢参与编写的各位同道。不足与欠妥之处，还望读者不吝指正。

薛　晴

2018 年元旦

目　录

月 经 周 期

一、正常月经周期的特点

◇ 月经是指在卵巢激素的周期性调节下，子宫内膜周期性的脱落及出血，是女性生殖功能成熟的重要标志。

◇ 两次月经第一天之间的间隔称为一个月经周期。

◇ 月经周期长度的中位数为 28 天，正常范围为 21 ~ 35 天。

◇ 月经周期的长度主要取决于卵泡期长度的变化。黄体期长度相对固定。在正常月经周期中，卵泡期可在 12 ~ 20 天。

◇ 40 岁前后，随着卵泡生长速度的加快，卵泡期缩短，因而月经周期也会缩短。

◇ 月经期的持续时间因人而异，一般为 3 ~ 7 天。

◇ 经血量通常以用多少纸垫及浸透程度来作粗略的估计，失血量 > 80ml 者为月经过多，< 5ml 为月经过少。

二、卵巢周期及卵巢激素

◇ 卵泡是卵巢中最主要的内分泌和生殖单位，是不可再生的组织结构，其数量决定了生殖潜能和生育期限。

◇卵泡单位分泌性甾体激素，从而为妊娠做准备。垂体做出程序化的反应，以促进卵泡成熟。当卵泡完全成熟时产生黄体生成素（LH）峰，并维持黄体。

卵泡的生长过程见图1。

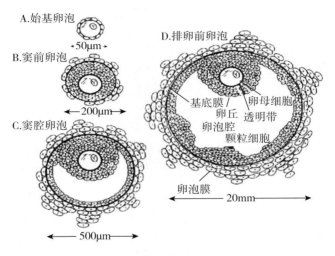

A.始基卵泡

B.窦前卵泡

C.窦腔卵泡

D.排卵前卵泡

基底膜 / 卵丘
透明带
卵泡腔
颗粒细胞
卵母细胞
卵泡膜

←50μm→
←200μm→
←500μm→
←20mm→

图1　卵泡的生长过程

卵泡的早期发育不依赖于垂体促性腺激素。卵泡的初始生长是呈连续的系列波，每个波都含有一群窦卵泡。

◇垂体分泌小剂量卵泡刺激素（FSH）募集的2～9mm窦卵泡进入新的月经周期。FSH阈值最低的窦卵泡发育成为优势卵泡，其分泌的雌激素和抑制素B增加，对垂体产生负反馈，FSH下降，其他需要更高 FSH 刺激的卵泡逐渐闭锁。

◇ 优势卵泡分泌的雌激素逐步升高，在排卵前 24 ～ 36h 达到 200pg/ml，持续 50h 左右，对垂体产生正反馈作用，促发月经中期的 LH 峰而引起排卵，并伴有较小幅度的 FSH 峰。

◇ 卵细胞及其周围的颗粒细胞一起被排出的过程称排卵。

◇ 在非受孕周期，黄体的功能性寿命通常是 14±2 天。排卵后，黄体分泌大剂量的雌、孕激素，在排卵后 7 ～ 8 天达到最高值，进而通过负反馈作用引起 FSH 和 LH 下降至基础值。除非发生妊娠，否则黄体将转化成为无血管的纤维组织，称为白体。月经来潮前血清雌、孕激素水平逐步下降，最终达到一个新的月经周期开始时的基础浓度。

三、子宫内膜周期

◇ 在卵泡中晚期，最大卵泡的直径平均每天增长 1 ～ 2mm 直至排卵。随着雌二醇水平逐渐升高，子宫内膜逐渐增厚，在排卵前雌激素峰值时达到全面发育。

◇ 排卵后，升高的孕激素使子宫内膜成熟。

◇ 在黄体中期，雌激素达到第二高峰，且孕激素达到最高水平时，子宫内膜变得容易着床。

◇ 若未妊娠，则黄体退化，子宫内膜剥脱，月经来潮。

四、易受孕期

正常精子在女性的生殖道内可存活，并在 3 ～ 5 天保持使卵子受精的能力，而卵子仅在排卵后 12 ～ 24h 内有成功受精的可能。如在排卵前 3 天到排卵后 1 天性交，则妊娠的机会最大。

五、排卵试验

以下任何一种方法均可提供排卵证据，但都不能证明真正卵子排出。

◇ 月经史：排卵一般发生在下一次月经来潮前的 14 天左右，但过于主观。

◇ 子宫颈黏液：排卵期时子宫颈黏液量多、清亮且稀薄，使精子易于穿透。本方法也较为主观，不可靠。

◇ 基础体温（BBT）：排卵后孕激素升高，BBT 比排卵前均值升高 0.3 ～ 0.5℃。

◇ 血清孕激素：在卵泡期血清孕激素一般低于 1ng/ml，在 LH 峰时轻度升高，黄体期后稳步升高，超过 3ng/ml 是发生排卵的依据。

◇ 监测尿 LH：尿 LH 阳性后 24h 左右发生排卵。如果注射人绒毛膜促性腺激素（HCG），则排卵平均发生在 36h 后。

◇ 连续阴道 B 超监测：可观察卵泡的逐渐生长至成熟（18 ～ 24mm）。平均每月监测 3 ～ 5 次，卵泡的生长速度为每天 1 ～ 2mm。当卵泡生长到 18 ～ 20mm 时，则同时检测尿 LH。若 LH 为阳性，之后2天复查超声。如果卵泡消失，后陷凹液体增多，则提示排卵。

（薛　晴）

正常受精及着床

一、受精

受精是精子和次级卵母细胞结合形成受精卵的过程，整个过程约为24h。受精一般发生在输卵管壶腹部。精子需要经过获能、顶体反应及透明带反应后才能完成受精过程。

1. 精子的变化

◇ 精子获能：发生在子宫腔及输卵管内，需要大约7h。

◇ 顶体反应：指精子与卵子相遇后，精子头部的顶体外膜与精细胞膜顶端破裂，形成小孔并释放出顶体酶，溶解卵子外围放射冠和透明带的过程。

◇ 透明带反应：精子头部与卵子表面接触时，卵子细胞质内的皮质颗粒释放溶酶体酶，引起透明带结构改变，起到阻止其他精子进入透明带的作用，以保证人类单精子受精。

2. 卵细胞的变化

◇ 卵细胞的运输：一方面，孕卵由输卵管向子宫腔运行；另一方面，孕卵自身不断地进行着细胞分裂。这些卵裂球分裂迅速，分裂球愈分愈小，但总体积不再增大，以适应在狭窄的输卵管腔中移动。

◇ 孕卵的分裂：孕卵于受精后50h为8细胞阶

段，至受精后72h分裂为16个细胞的实心细胞团，称为桑葚胚。随后早期囊胚形成，受精后第4天早期囊胚进入子宫腔，受精后第5～6天早期囊胚的透明带消失，形成晚期囊胚。

二、受精卵着床

指晚期囊胚种植于子宫内膜的过程，需要经过定位、黏附和穿透三个过程。

1．定位　着床前透明带消失，晚期胚泡以内细胞团端接触子宫内膜。

2．黏附　晚期胚泡黏附在子宫内膜后，滋养细胞外层为合体滋养细胞层，内层为细胞滋养细胞层。

3．穿透　合体滋养细胞分泌蛋白溶解酶，溶解子宫内膜细胞、间质及血管，完全埋入子宫内膜中并且被内膜覆盖。

着床必须具备的条件为：

◇ 透明带消失。

◇ 合体滋养细胞的形成。

◇ 囊胚和子宫内膜同步发育和配合。

◇ 孕妇体内有足够量的孕酮。

三、子宫内膜容受性

指子宫内膜只有在特定的时期对胚胎才具有接受能力。子宫内膜只在分泌期的短暂时间内呈现可接受状态，通常为出现LH峰值后7～11天。此时称为种植窗，即胚胎能够植入的时间。

（杨秀丽）

女性青春期发育异常

一、性早熟

（一）定义

性早熟指女孩在 8 岁以前出现任何一种第二性征（乳房增大、阴唇及阴蒂发育、阴毛及腋毛生长）或 10 岁前月经来潮（周期性阴道出血）。在儿童中性早熟的发病率约为 0.6%，女孩与男孩之比为 3/4。

（二）性早熟的病因分类

1. 促性腺素释放激素（GnRH）依赖性性早熟又称真性（中枢性）性早熟（TPP），因下丘脑-垂体-卵巢轴的功能过早激活所致。

◇ 特发性中枢性（体质性）性早熟：患者既无家族史，又无器质性疾病，占全部性早熟的 80% ～ 90%，可能与营养过剩、肥胖、家庭环境及生活环境中一些化学物起了激素样作用有关。

◇ 中枢神经系统（CNS）疾病：有先天性脑部肿瘤如错构瘤、神经胶质瘤及颅咽管瘤等，先天脑部发育异常，以及获得性脑炎、脑膜炎、放疗后和创伤后瘢痕等。

◇ 原发甲状腺功能减退症：导致促性腺激素及催

乳素分泌过多。

2. 非 GnRH 依赖性性早熟　又称假性（外周性）性早熟，因内源性（肿瘤分泌等）或外源性激素过早、过多地刺激靶器官所致。

◇ 同性性早熟

①分泌雌激素的卵巢肿瘤：颗粒 - 泡膜细胞瘤及孤立性卵巢滤泡囊肿等。

②外源性雌激素摄入：避孕药、有雌激素作用的中药、营养品及美容霜等。

③ McCune-Albright 综合征：可能因基因突变所致，表现为假性性早熟、多发性骨纤维性发育不良及皮肤咖啡色素斑三联征。

◇ 异性性早熟

①先天性肾上腺皮质增生症以及分泌雄激素的肾上腺肿瘤。

②分泌雄激素的卵巢肿瘤：支持 - 间质细胞瘤、门细胞瘤及脂质细胞瘤等。

③特发性多毛和阴蒂肥大：可能是因为靶器官对雄激素过度敏感，需与多囊卵巢综合征（PCOS）相鉴别。

（三）诊断与鉴别诊断

1. 关键是寻找病因。

2. 病史　患病史、月经史、服用含激素的药品或食物等外因。

3. 症状　有无头痛、癫痫及甲状腺功能减退症（简称早减）或男性化等异常表现。

4．体检　身高、体重、乳房、乳头及乳晕着色、腋毛、阴毛、内外生殖器发育及有无附件肿块等。

5．辅助检查

◇ 如阴道脱落细胞中表层细胞＞10%，则提示血 E_2 水平超出青春前期。

◇ B超探测子宫体长度＞3.5cm，内膜厚度＞5mm，卵巢容积＞2ml以及任何一侧卵巢有超过4个直径≥4mm的卵泡，均提示已进入发育状态。

◇ 测血清 LH＞3IU/L，E_2＞20pg/ml，或促黄体素释放素（LHRH）激发试验 LH＞12IU/L，LH/FSH 为 0.66～1，均提示真性性早熟可能。若 FSH 和 LH 反应低下，则提示假性性早熟。

◇ 通过手腕 X 线评定骨龄，＞年龄 2 岁视为明显提前。

◇ 进行头颅 CT 或 MRI，以及眼底、脑电图等检查，除外中枢神经病变或肿瘤。

◇ 测甲状腺、肾上腺皮质功能及生长激素等，以除外其他内分泌疾病。

（四）女性性早熟的治疗

1．一般处理

◇ 对患儿进行心理开导，并开展医学知识教育。

◇ 单纯乳房及阴毛过早发育：调节体重后多可自行消退，无须特殊治疗。但如 8 岁前乳房直径超过 5cm，乳房及乳头继续增大，有乳晕着色等，应及时就医。

◇ 特发性性早熟者：发育可能会逐渐减慢，需密切观察并注意身心保健。

2．病因治疗

◇ 若服用过多含激素的食品或药物，应立即停止。必要时给予保肝和利尿，以尽快排出体内过量的激素。

◇ 存在卵巢、肾上腺皮质及中枢神经系统肿瘤者，可酌情手术治疗。

◇ 先天性肾上腺皮质增生者，应用皮质醇替代治疗。

◇ 甲状腺功能减退者，补充甲状腺素。

◇ McCune-Albright 综合征者，使用芳香化酶抑制剂或合成孕激素，但对骨骼病变无治疗作用。

3．药物治疗　20 世纪 80 年代以来推荐促性腺素释放激素类药物（GnRHa）治疗，对垂体降调节，抑制排卵及骨骺愈合，改善最终成人身高。剂量 50 ～ 80μg/kg，每 4 周一次，每次最大总量为 3.75mg。应用指征及注意事项包括：

◇ 骨龄＞年龄至少 2 岁，且骨龄＜ 11.5 岁。

◇ 预测成人身高＜ 150cm。

◇ 骨龄 / 身高年龄＞ 1，尤其是年龄＜ 7 岁。

◇ 每 3 ～ 6 个月复查 GnRH 激发试验、E_2、阴道涂片的成熟指数、骨龄及身高等。

◇ 至少用 2 年才对最终成年身高有意义，建议年龄为 11 岁或骨龄为 12 ～ 12.5 岁时停药。

◇ 停药后 1 年左右下丘脑 - 垂体 - 卵巢轴恢复青春期功能，月经出现并且基本规律。

◇ 若骨龄＞ 12 岁，生长速度明显低下，可联合应用重组人生长激素（γ-HGH）1.0IU/（kg·w），2 ～ 3

年可提高最终成年身高。使用时需注意遵循 γ-HGH 的应用原则。

二、青春期延迟

（一）定义

青春期延迟指青春发育比正常人群性征初现的平均年龄延迟 2 个标准差者。通常指女孩 13 岁无第二性征发育，15 岁无月经初潮者，或乳房发育 5 年后仍无月经初潮者，发病率为 0.4% ～ 0.6%。

（二）病因分类

1. 体质性（特发性）青春期延迟　因下丘脑 - 垂体 - 卵巢轴的活动激活较晚，无明显的病理原因。

2. 低促性腺激素型性腺发育不全　因下丘脑或垂体疾病引起。

◇ 中枢神经系统疾病：肿瘤或先天性畸形。

◇ 单纯促性腺激素缺乏：特发性或 Kallmann 综合征。

◇ 混合性垂体激素缺乏：Prader-Willi 综合征、Laurence-Moon-Biedl 综合征、功能性促性腺激素缺乏（甲减、营养不良、库欣综合征、糖尿病、神经性厌食症、精神性闭经及运动性闭经等）。

3. 高促性腺激素型性腺发育不全或不发育

◇ 先天性性腺发育不全：Turner 综合征等。

◇ 原发性卵巢衰竭（特发性或外因）。

◇ 甾体类激素合成酶缺陷。

（三）诊断与鉴别诊断

1. **病史** 了解种族、遗传因素、母亲分娩史、自幼生长发育及患病史等。

2. **体格检查** 身高、体重、上下肢比例、第二性征发育、是否溢乳、视野及嗅觉等。

3. **辅助检查** 通过 B 超测得子宫和卵巢小于同龄女孩及子宫内膜薄。性激素低下，促性腺激素升高。骨龄较正常同龄女孩延迟超过两个标准差。通过测甲状腺功能、头颅 CT 或 MRI 检查、染色体及垂体兴奋试验等进行鉴别诊断。

4. **鉴别诊断** 见表 1。

（四）治疗

1. 病因治疗
◇ 对中枢神经系统肿瘤应酌情手术或放疗。
◇ 对神经性厌食者给予全身治疗。
◇ 对甲减者补充甲状腺素。
◇ 对库欣病给予可的松加雌激素治疗。
◇ 对高催乳素血症者，给予溴隐亭治疗（详见高催乳激素血症内容）。

2. 对体质性青春期延迟不需要特殊处理。当骨龄达 13 岁时，青春期发育常自然开始。也可给予雌、孕激素序法贯治疗观察。

3. 低促性腺激素性腺功能不良 无生育要求者，可先用小剂量雌激素 6～12 个月，以促使第二性征发育，如戊酸雌二醇（补佳乐）0.5mg/d 连续

表1 青春发育迟缓与幼稚性的鉴别诊断

病种	身材	促性腺激素	性激素水平	DHEAS水平	LH对GnRH的反应	染色体核型	嗅觉及其他
体质性青春期延迟	比实际年龄低，与骨龄相符	青春期前水平，以后可正常	低，以后可正常	比实际年龄低或与骨龄相符	青春期前形式，以后可为成人型	正常	正常
单一促性腺激素缺乏	正常，无青春期生长高峰	低	低	与实际年龄相符	无反应或青春期前形式	正常	正常
Kallmann综合征	正常	低	低	与实际年龄相符	无反应或青春期前形式	正常	缺乏或低下
特发性垂体激素缺乏	矮小，自幼生长慢	低	低	通常低	无反应或青春期前形式	正常	正常
中枢神经系统肿瘤	发病后生长速度减慢	低	低	正常或比实际年龄低	无反应或青春期前形式	正常	正常

病种	身材	促性腺激素	性激素水平	DHEAS水平	LH对GnRH的反应	染色体核型	嗅觉及其他
Turner综合征	自幼矮小	高	低	正常或与实际年龄相符	高反应型	X0或嵌合型	正常
单纯性腺发育不全	正常	高	低	正常或与实际年龄相符	高反应型	XX或XY	正常

6～12个月，此后或当身高达到预期身高时可增加剂量数月。再后可给予雌、孕激素序贯，口服 21 天，后 10 天每天加服地屈孕酮 10mg，使其能有类似月经。若合并低生长激素者，可先给予 γ-hGH，一般剂量为 0.12～0.15U/(kg·d)，3 个月至 3 年，以促使躯体增高。如为已婚且要求生育者，可小剂量给予 LHRH，刺激垂体分泌 LH 和 FSH，也可试用人类绝经促性腺激素（HMG）类药物促排卵。

4. 高促性腺激素性腺功能不全者　见于卵巢功能低下者，一般使用雌、孕激素序贯疗法。若有要求生育，可酌情供卵辅助生育。有 Y 染色体者，应尽早切除性腺后激素治疗。

（李克敏）

性发育异常

一、分　类

性发育异常是一组非常复杂的问题，常以外生殖器发育异常或青春期第二性征不发育或原发闭经就诊。目前国际上尚无统一的分类法，现今较为理想的是我国葛秦生教授（1994）的分类法。

1. **性染色体异常**　包括性染色体数目与结构异常、基因突变等。

◇ Turner 综合征。

◇ X0/XY 性腺发育不全。

◇ 47XXX、48XXXX 等超雌。

◇ XX/XY 真两性畸形（嵌合型性染色体）。

◇ 曲细精管发育不良（Klinefelter 综合征）等。

2. **性腺发育异常**

◇ 46XX 性腺发育不全。

◇ 46XY 性腺发育不全。

◇ 真两性畸形（性腺含有两种性腺组织成分，染色体呈 46XX 或 46XY）。

◇ 睾丸退化。

3. **性激素与功能异常**

◇ 雄激素过多→肾上腺皮质增生或早孕期外源性雄激素过多→女性男性化。

◇ 雄激素缺乏→合成酶（17α-羟化酶/17，20-裂解酶，5α-还原酶）的缺乏→男性女性化。

◇ 雄激素受体功能异常→雄激素不敏感综合征（完全型、不完全型）。

二、常见的性发育异常疾病

（一）性染色体异常疾病

1．Turner 综合征

◇ 性染色体异常：45，X0 最多见，其他有 45，Xdel（XP）、X0/XX、X0/XY 及 X0/XXX 等。

◇ 常以原发闭经就诊。

◇ 表现为身材矮小、眼距宽、颈蹼、盾胸、骨骼畸形或异常（肘外翻）等，智力尚可或略低。

◇ 乳头小，阴毛和腋毛稀无，内、外生殖器发育不良。

◇ E_2 低，LH 和 FSH 显著升高。

治疗目的：促进身高，刺激乳房及生殖道发育，以及防治骨质疏松等。通过人工周期可来月经，极个别可怀孕，但流产多。

2．真两性畸形　染色体多为 46XX，少数为 46XY 或嵌合型。可能因 X-Y 异常交换、Y 染色体性别决定区（SRY）或其他基因变异以及 H-Y 抗原异常等，使患者具有双重性腺及性别，即体内同时有睾丸及卵巢。也可归于性腺发育异常。

◇ 常以原发闭经或外生殖器发育异常就诊。

◇ 外生殖器可表现为男性化、两性化或基本女性化。子宫发育不良或与体外不沟通而产生经血潴留。

◇乳房多有发育，无明显智障。

◇性腺可为一侧卵巢、另一侧睾丸，或每侧均有卵巢和睾丸组织。

◇处理时应慎重选择社会性别，手术时应保留与社会性别相同的正常性腺，必要时采取整形手术和激素治疗。

◇染色体含 Y 者：切除位置异常或发育不良的睾丸，以防恶变。

3. 其他性染色体异常疾病　如 X0/XY 性腺发育不全、47XXX、48XXXX 及 47XXY 等。多因原发闭经、第二性征发育差、外生殖器发育异常或伴有智障就诊，染色体检查即可诊断。

（二）性腺发育异常

1. XX 单纯性腺发育不良

◇可能是一种隐性常染色体遗传病，也可能与基因突变有关。

◇常以原发闭经就诊。

◇表现为女性表型，身高正常，乳房及第二性征不发育，内、外生殖器发育不良。

◇E_2 低，FSH 和 LH 明显升高。

◇B 超或腹腔镜检查见子宫发育不全，性腺呈索条状。

◇人工周期治疗：目的是发生月经、促第二性征以及预防骨质疏松。

2．XY 单纯性腺发育不良（Swyer 综合征）

◇ SRY 基因突变或 Yp 末端部分缺失。胚胎早期睾丸不发育，呈索条状，位于腹腔内或腹股沟。不分泌睾酮和苗勒管抑制物（MIS），以致中肾管未能向男性发育，副中肾管形成的输卵管、子宫以及与阴道上段也可发育不良。

◇ 多以原发闭经就诊。

◇ 女性外表，部分体型类去睾者，乳房及第二性征不发育。内、外生殖器发育幼稚。

◇ E_2 低，FSH 和 LH 升高，睾酮高于正常女性。

◇ B 超检查见子宫附件显示不清，腹腔镜检查见子宫发育不全，性腺呈索条状。

◇ 处理

①采取人工周期可来月经。

②切除性腺以预防恶变，进行激素治疗。

③阴蒂肥大者可切除整形。

④若性腺发生无性细胞瘤或其他恶性肿瘤，需要进行更彻底的手术及辅助治疗。

3．真两性畸形　详见性染色体异常疾病。

（三）性激素与功能异常

1．雄激素功能异常［雄激素不敏感综合征（AIS）］

◇ 多以原发闭经就诊。

◇ LH、睾酮和 E_2 均高于正常男性，FSH 水平正常。

◇ 染色体为 46XY。因雄激素受体缺乏，导致体型及外生殖器女性化发育异常。根据组织对雄激素不敏感的程度，可分为完全性和不完全性 AIS。

◇ 完全性 AIS

①表现：原发闭经，乳房丰满但乳头小，阴道呈盲端，无子宫。发育不良的睾丸可位于腹腔或腹股沟等处。患者身材高，四肢长，性生活尚可。

②治疗：切除性腺以预防恶变，然后采用性激素治疗。由于雄激素在外周组织可转化为雌激素，可以促进乳房发育和生长，因此，性腺应保留到青春期以后再切除

◇ 不完全性 AIS

①较完全性少见。外阴多有尿道下裂及两性畸形等表现，多可在腹股沟或外阴上方触及隐睾。

②治疗：应根据患者的社会性别、睾丸部位和外生殖器畸形程度决定手术时机和方式。

2. 先天性肾上腺皮质增生症（CAH）

◇ 本病属于常染色体隐性遗传病。因胎儿的肾上腺合成皮质激素的一些酶缺乏，如 21- 羟化酶缺乏约占 95%，导致垂体分泌促肾上腺皮质激素（ACTH）升高，刺激肾上腺皮质增生，使雄激素过高，造成女性男性化或女性假两性畸形。

◇ 表现为原发闭经及乳房不发育。

◇ 体态矮小强壮，体毛多，音调粗沉。

◇ 女性外生殖器男性化。

◇ B 超检查可见肾上腺皮质增生。

◇ 染色体 46XX，以鉴别真假两性畸形。

◇ 治疗（多在内分泌科诊治）

①血 17α- 羟孕酮和睾酮升高者：采用皮质醇或皮质素、泼尼松和地塞米松治疗，以降低雄激素。

②失盐型 CAH 可出现高血压和低钠高钾血症。对此类患者，以上药量要大，必要时按肾上腺皮质功能减退处理。

③患者需常到妇科补充雌激素，以促使女性第二性征发育和调节月经。

④阴蒂肥大或外生殖器畸形者，需进行整形手术。

（李克敏）

性分化发育异常的诊治流程

体格检查	第二性征不发育、身材矮小、颈蹼	第二性征不发育、身高正常	乳房发育、身高正常	第二性征不发育、身高正常	乳房发育、身材较高、阴道盲端、无子宫、腹股沟肿块	生殖器官发育不良或畸形、身材矮小
内分泌检查	FSH↑, LH↑, E₂↓	FSH↑, LH↑, E₂↓	FSH正常、LH正常、E₂正常	FSH↑, LH↑, E₂↓, T↑	FSH正常、睾酮男性水平、E₂正常	FSH↑, LH↑, E₂↓
染色体结果	染色体45, XO或嵌合型	46XX	46XX	46XY	46XY	45X0, 46XY
诊断	Turner综合征	单纯性性腺发育不良	苗勒管发育不全、生殖道远端阻塞	Swyer综合征	完全性AIS	混合性性腺发育不全
治疗	GH, 激素治疗	激素治疗	阴道成形	性腺切除、激素治疗	性腺切除、激素治疗	性腺切除、激素治疗

异常子宫出血

一、异常子宫出血的定义及分类

异常子宫出血（AUB）是妇科常见症状，可引起患者贫血、继发感染及不孕等，是源自子宫腔的与正常月经不同的异常出血。2011 年 FIGO 提出了以下育龄期非妊娠妇女异常子宫出血的诊断与治疗。2014年中华医学会妇科学分会妇科内分泌学组发表了《异常子宫出血诊断与治疗指南》。指南引进了 FIGO 的分类、术语以及新分类系统，废用"功血"诊断。

1. AUB 的定义　指育龄期非妊娠妇女出现与正常月经的周期频率、规律性、经期长度或经期出血量任何一项不符的源自子宫腔的出血，必须排除来自子宫颈、阴道、外阴、泌尿道、直肠和肛门的出血。AUB 分为急性 AUB 以及慢性 AUB。

◇ 急性 AUB：为一次大量的出血，需立即干预，以防止进一步失血。

◇ 慢性 AUB：近 6 个月内至少有 3 次出血量、规律性和时机与正常月经不符的异常出血。

2. AUB 的模式

（1）周期规律性：一年内月经周期的变化小于 7天为规律月经。

（2）月经周期频率

◇ 月经频发：经期短于 21 天。

◇ 月经稀发：经期长于 35 天，但短于 6 个月。

◇ 闭经：停经超过 6 个月。

（3）经期

◇ 经期延长：经期超过 7 天。

◇ 经期缩短：经期短于 3 天。

（4）经量

◇ 月经过多：月经血量超过 80ml。

◇ 月经过少：月经血量少于 5ml。

（5）经间期出血

◇ 卵泡期出血。

◇ 围排卵期出血。

◇ 黄体期出血。

（6）不规则出血：完全无规律可循的出血。

3. FIGO 非育龄妇女 AUB 病因新分类系统（PALM-COEIN 系统） PALM 部分存在结构异常，而 COEIN 部分无结构性改变。

◇ 子宫内膜息肉（polyp）所致 AUB（简称 AUB-P）。

◇ 子宫腺肌病（adenomyosis）所致 AUB（简称 AUB-A）。

◇ 子宫平滑肌瘤（leiomyoma）所致 AUB（简称 AUB-L）。

◇ 子宫内膜恶变和不典型增生（malignancy and hyperplasia）所致 AUB（简称 AUB-M）。

◇ 全身凝血相关疾病（coagulopathy）所致 AUB

（简称 AUB-C）。

◇ 排卵障碍（ovulatory dysfunction）相关的 AUB（简称 AUB-O）。

◇ 子宫内膜局部异常（endometrial）所致 AUB（简称 AUB-E）。

◇ 医源性（iatrogenic）AUB（简称 AUB-I）。

◇ 未分类（not yet classified）的 AUB（简称 AUB-N）

4．AUB 的病因诊断

◇ 首先应详细询问病史，进行全面的体检以及必要的辅助检查，除外妊娠相关的出血，排除来自子宫颈、阴道、外阴、泌尿道、直肠及肛门的出血。

◇ 其病因的诊断包括以下程序

①确认出血模式：了解患者近 6 个月的出血是否规律，月经频发、稀发或闭经，经期延长或缩短，经量过多或过少，抑或经间期出血。

②应注意询问性生活情况及避孕方式，服短效避孕药（OC）者有无漏服，有无使用紧急避孕药等。

③进行必要的辅助检查，以明确 AUB 的病因。

二、AUB 九类病因的临床表现、诊断与处理

1．AUB-P　子宫内膜息肉可单发或多发，表现为经间期出血、经量过多或不规则出血。少数的子宫内膜息肉可出现腺体的不典型增生或恶变，应警惕。对体积较大、有症状的息肉，建议行宫腔镜下息肉摘除术。对已完成生育或近期无生育要求者可服用 OC 或放置左炔诺酮宫内缓释系统（LNG-IUS），以减少

表1 AUB分类——按发病原因的新分类系统PALM-COEIN系统

```
                          ┌─ 子宫内膜息肉（AUB-P）
                          │
                          ├─ 子宫腺肌病（AUB-A）
            结构性原因      │
            （PALM）  ─────┤
                          ├─ 子宫平滑肌瘤（AUB-L）
                          │
                          └─ 子宫内膜恶变和不典型增生（AUB-M）
异常子宫出血 ─┤
                          ┌─ 全身凝血相关疾病（AUB-C）
                          │
                          ├─ 排卵障碍（AUB-O）
            非结构性原因    │
            （COEIN） ─────┤
                          ├─ 子宫内膜局部异常（AUB-E）
                          │
                          ├─ 医源性（AUB-I）
                          │
                          └─ 未分类（AUB-N）
```

复发风险；对于无生育要求、多次复发者，可行子宫内膜切除术；对恶变风险大者，可考虑子宫切除术。

2. AUB-A 子宫腺肌病主要表现为继发痛经、月经过多和经期延长，部分患者可有经间期出血及不孕。诊治详见子宫腺肌病章节。

3. AUB-L 子宫平滑肌瘤可根据其生长部位分为黏膜下、肌壁间以及浆膜下肌瘤。详见子宫肌瘤章节。

4. AUB-M 子宫内膜恶变和不典型增生是 AUB 少见但严重影响妇女健康的病因，对于年龄 ≥ 45 岁、长期不规则子宫出血、有子宫内膜癌高危因素（如高血压、肥胖和糖尿病等）、B 超提示子宫内膜过度增厚和回声不均且药物治疗无效者，应行宫腔镜下诊刮或活检行病理检查。

子宫内膜增生的分类及管理见下（按 2014 修订版的 WHO 分类）：

（1）无不典型性的子宫内膜增生的管理

◇ 初始管理：因其在 20 年内进展为子宫内膜癌的风险低于 5%，因此，对于存在明确的、可逆的危险因素（肥胖及采用激素治疗）者，建议积极纠正危险因素，定期随访观察；对于不能自行缓解或仍存在 AUB 的病例，建议孕激素治疗。

◇ 一线用药：包括连续口服孕激素和宫腔内局部应用孕激素（宫内 LNG-IUS），醋酸甲羟孕酮 10 ~ 20mg/d 或炔诺酮 10 ~ 15mg/d。不推荐周期性口服孕激素。

◇ 治疗周期与随访：治疗的时间至少为 6 个月。

推荐应用 LNG-IUS 5 年。在至少连续 2 次间隔 6 个月的组织学检查阴性后，方可考虑终止随访。

◇ 手术治疗的适应证

①对无生育要求者，随访中进展为内膜不典型增生。

②接受药物治疗 12 个月以上后无组织学缓解，AUB 持续存在。

③拒绝进行内膜随访或药物治疗者。

（2）子宫内膜不典型增生的管理

◇ 对于无生育要求者，建议手术切除全子宫，绝经后女性应同时切除双侧输卵管和卵巢。

◇ 希望保留生育功能和不适于手术的子宫内膜不典型增生的管理：治疗之前应全面评估，以除外子宫内膜浸润癌和可能合并存在的卵巢癌。

首选的保守治疗应为 LNG-IUS，其次为口服孕激素。一旦患者无生育要求，应手术切除子宫。

◇ 保守治疗后的随访：每隔 3 个月随访一次，获得连续 2 次阴性组织学结果后，可间隔 6 ~ 12 个月随访一次，直到可以切除子宫为止。

◇ 有生育要求的子宫内膜不典型增生病例的管理：在开始尝试受孕之前，至少应有一次阴性的组织学评价。此后尽早到生殖中心咨询，推荐进行辅助生育技术治疗，以提高受孕率以及活产率。

5. AUB-C 治疗时应与血液科和其他相关科室共同协商决定。血液科医生在治疗原发病的同时，妇科医生协助调整月经，首选大剂量高效合成孕激素治疗，无效时可考虑改善全身状况后行手术治疗（子宫内膜切除术或子宫切除术)。

6．AUB-O 治疗原则是止血并纠正贫血，血止后调整周期，以预防子宫内膜增生和AUB复发，有生育要求者行促排卵治疗。

（1）止血的方法：包括孕激素子宫内膜脱落法、大剂量雌激素内膜修复法、短效口服避孕药或高效合成孕激素内膜萎缩法和诊刮。

（2）调整周期的方法：主要是后半期孕激素治疗。对于青春期及生育年龄的患者，宜选用天然或接近天然的孕激素（如地屈孕酮），有利于卵巢轴功能的建立或恢复。短效口服避孕药主要适合于有避孕要求的女性。

（3）对近1年无生育计划者可放置LNG-IUS。

（4）已完成生育、药物治疗无效或有禁忌证者，可行子宫内膜切除术或切除子宫。

7．AUB-E 先行药物治疗，可采用LNG-IUS、短效口服避孕药以及孕激素子宫内膜萎缩治疗等。刮宫术仅用于紧急止血及病理检查。对无生育要求者，可以行子宫内膜切除术。

8．AUB-I 常见于使用性激素或放置宫内节育器等因素而引起的AUB。

（1）在使用性激素制剂过程中引起的异常子宫出血可能与使用性激素的量、配比、服用间隔的掌握及漏服等因素有关。

（2）放置宫内节育器引起的经期延长可能与局部前列腺素生成过多或纤溶亢进有关。在使用含有性激素的宫内节育器（LNG-IUS）或皮下埋置剂等的初期也常出现异常子宫出血。

9．AUB-N　异常子宫出血可能由一些罕见的因素引起，如子宫动静脉瘘及剖宫产子宫切口瘢痕缺损等，或可能由某些尚未阐明的因素所致。目前暂时将这些因素归于"未分类"（AUB-N）。

（毕　蕙）

闭 经

◇ 原发闭经：指年龄超过 15 周岁、女性第二性征已发育且尚无月经来潮者，或年龄超过 13 岁、无月经来潮且无第二性征发育者。

◇ 继发闭经：正常月经建立后月经停止 6 个月，或按自身原来的月经周期停经 3 个周期以上者。

一、原发闭经

原发闭经较少见，通常与遗传和生殖器官结构异常有关。然而，引起继发闭经的病因也可引起原发闭经。根据是否有第二性征发育原发闭经分为两类。

（一）第二性征存在的原发闭经

1. 苗勒管发育不全（Mayer-Rokitansky-Kuster-Hauser 综合征，MRKH 综合征） 约占 15%。

◇ 先天性无阴道，无子宫或子宫极小，没有子宫内膜。

◇ 表现为原发闭经及性生活困难。

◇ FSH 及 E_2 正常，有排卵，输卵管及卵巢正常。

◇ 染色体核型为 46XX。

◇ 约 34% 伴有泌尿道异常。

◇ 治疗：视具体病情于婚前行阴道成形术。

2. 下生殖道发育异常 约占 3%。

◇ 有子宫颈闭锁、阴道横隔、阴道闭锁及处女膜闭锁等。

◇ 表现为原发闭经及性生活困难，伴有周期性腹痛等。

◇ FSH 及 E_2 正常，有排卵，输卵管、卵巢和子宫正常。

◇ 治疗：适时手术矫正畸形。

3. 雄激素不敏感综合征（AIS） 分为完全性和不完全性。

◇ 为男性假两性畸形，染色体核型为 46XY，性腺为睾丸，常位于腹股沟外口或腹股沟内，少数位于盆腔。

◇ 睾酮水平在男性范围，但靶器官的睾酮受体因存在缺陷而无生物效应。完全性 AIS 患者外阴女性化且发育幼稚，无阴毛，阴道为盲端，子宫缺如。不完全性 AIS 阴毛稀少，外生殖器性别不清。

◇ 睾酮通过芳香化酶可转化为雌激素，故表型为女型，乳房丰满，乳头小，乳晕苍白。

◇ 治疗：对于完全性者，切除发育不良的性腺以防恶变，采取雌激素替代治疗，可有正常的性生活；对于不完全性者，除进行性腺切除外，可按性别选择做外阴矫形手术。

4. 卵巢抵抗综合征

◇ 可能因卵巢缺乏促性腺激素受体或受体后缺陷，导致对促性腺激素不敏感。

◇ 表现为原发闭经或 30 岁前继发闭经，第二性征接近正常，生殖器萎缩及低雌激素症状。

◇ $E_2 \downarrow$，$FSH \uparrow$，$LH \uparrow$。

◇ 卵巢大小和形态正常。卵巢内有许多始基卵泡，但极少数进入窦卵泡状态，无卵泡发育和排卵。

◇ 采用雌、孕激素序贯治疗。

（二）第二性征缺乏的原发闭经

1. 低促性腺激素释放激素（GnRH）性闭经

◇ 最常见的为伴有嗅觉障碍的 Kallmann 综合征及不伴有嗅觉障碍的特发性低 GnRH 性闭经。

◇ 表现为原发闭经，第二性征缺如，内生殖器分化正常，但发育不良。

◇ $E_2 \downarrow$，$FSH \downarrow$，$LH \downarrow$。

◇ 采用雌、孕激素序贯治疗。

2. 先天性性腺发育不全

（1）Turner 综合征

◇ 性腺先天发育不良，呈条索状，染色体核型为 45,X0 及 其 嵌 合 体，如 45,X0/46,XX 或 45,X0/47,XXX，也有 45,X0/46,XY 的嵌合体。

◇ 表现为原发闭经、第二性征不发育、面部多痣、身材矮小、蹼颈、盾胸、后发际低、颚高耳低及肘外翻等。

◇ 可伴有主动脉缩窄，以及肾、骨骼畸形。

◇ 少数患者有月经来潮且具有生育能力，但绝大多数患者无生育能力。

（2）46,XX 单纯性腺发育不全

◇ 表现为原发闭经，体格发育无异常，第二性征不发育。

◇ 具有女性内、外生殖器，但发育幼稚，卵巢呈条索状无功能实体。

◇ $E_2\downarrow$，$FSH\uparrow$，$LH\uparrow$。

◇ 需采用雌、孕激素序贯治疗。

（3）46,XY 单纯性腺发育不全（Swyer 综合征）

◇ 表现为原发闭经，体态类似去睾丸者，第二性征不发育。

◇ 具有女性内、外生殖器，但发育幼稚，性腺呈条索状。

◇ $E_2\downarrow$，$FSH\uparrow$，$LH\uparrow$。

◇ 确诊后切除条索状的性腺以防恶变。采用雌、孕激素序贯治疗后少数可有撤退性出血。

3．酶缺陷所致闭经　包括 17α- 羟化酶或芳香化酶缺乏等。

◇ 表现为原发闭经，第二性征不发育，卵巢内有许多始基卵泡和窦前卵泡，以及极少数小窦腔卵泡。

◇ $E_2\downarrow$，$T\downarrow$，$FSH\uparrow$，孕酮$\uparrow$，尿 17- 酮类固醇$\downarrow$，17- 羟皮质类固醇$\downarrow$。

◇ 采用雌、孕激素序贯治疗。

4．垂体单一性促性腺激素（Gn）缺乏症

◇ 垂体其他功能正常，仅 Gn 分泌功能低下，可能是 LH，或者 FSH 的 α、β 亚单位，或者受体异常所致。

◇ 染色体为 46,XX。

◇ 表现为原发闭经，第二性征不发育，身高正常或高于正常，指距大于身高，骨骺愈合延迟，卵巢内有许多始基卵泡和窦前卵泡，以及极少数小窦腔卵泡。

◇ E_2↓，FSH↓，LH↓。

◇ 采用雌、孕激素序贯治疗，有生育要求者行促排卵治疗。

5. 垂体生长激素缺乏症

◇ 腺垂体生长激素分泌不足。

◇ 出生时发育正常，出生后发育迟缓，体型及面貌似儿童，身材矮小，智力正常，青春期后原发闭经，第二性征不发育，内、外生殖器官不发育，但有部分患者生殖激素正常，可以有正常月经。

◇ 生长激素↓，E_2↓，FSH↓，LH↓，促肾上腺皮质激素（ACTH）↓，促甲状腺激素（TSH）↓。

◇ 采用生长激素治疗。

二、继发闭经

（一）下丘脑性闭经

1. 精神性闭经

◇ 突然或长期精神压抑和紧张、环境改变、过度劳累及情感变化等可以导致闭经。

◇ 表现为月经稀发与闭经。患者常有精神刺激史，GnRH 兴奋试验显示垂体有正常反应或反应迟钝。

◇ 处理：调节以上因素，给予心理支持，雌、孕激素序贯治疗数周期后多可恢复月经，也可应用天然GnRH（戈那瑞林）治疗。

2. 神经性厌食所致闭经

◇ 因过度节食导致体重急剧下降，最终导致下丘脑多种神经内分泌激素分泌降低，引起 LH、FSH、

ACTH 和雌激素水平低下，导致闭经。

◇ 表现为厌食、极度消瘦、皮肤干燥、低体温、低血压、各种血细胞计数及血红蛋白水平低下，重症者可危及生命。

◇ 处理：鼓励进食，增加体重，给予抗抑郁药，必要时采取雌、孕激素序贯治疗。

3．运动性闭经

◇ 因运动过度导致体脂下降，使 GnRH 释放受抑制，导致闭经。

◇ 治疗：调整运动量，补充营养，必要时采取雌、孕激素序贯治疗。

4．药物性闭经

◇ 长期应用甾体类避孕药及某些抗精神病药物、抗抑郁药物、降压药、镇静药、甲氧氯普胺及鸦片等，可能抑制下丘脑 GnRH 的分泌而导致闭经。

◇ 一般在停药后 3 ～ 6 个月恢复月经。

5．颅咽管瘤

◇ 为先天性生长缓慢的囊性肿瘤。

◇ 肿瘤压迫而引起下丘脑 - 垂体功能失调，促性腺激素低下，有时催乳素升高。

◇ 如发病在青春期前，表现为原发闭经、性幼稚及生长障碍；如发病在青春期后，表现为继发闭经（或有溢乳）、向心性肥胖、生殖器和性征发育不良。

◇ 采取手术或放射治疗，辅以雌、孕激素序贯疗法。

（二）垂体性闭经

1. Sheehan 综合征

◇ 产后大出血和休克导致腺垂体梗死和坏死，引起腺垂体功能低下，导致低 Gn 性闭经，无泌乳，低雌激素症状，内、外生殖器萎缩，骨质疏松，以及甲状腺功能和肾上腺皮质功能减退等。

◇ 病情轻者应慎重使用性激素治疗，可先用一般支持治疗，给予一定时间和机会使其恢复。有生育要求者可用促性腺激素诱导排卵。

2. 垂体肿瘤

◇ 肿瘤破坏腺垂体（垂体前叶）功能或下丘脑与垂体间的调节通道，干扰了生殖激素的分泌与调节，导致闭经。

◇ 常见的有催乳素腺瘤（详见高催乳素血症章节）、促甲状腺激素腺瘤、生长激素腺瘤、促肾上腺皮质激素腺瘤及无功能的腺瘤。

◇ 除闭经外，还伴有其他腺瘤的相应表现，如头痛、甲亢、库欣综合征、巨人症或肢端肥大症等。

◇ 酌情给予相应的药物治疗（如溴隐亭、赛庚啶和奥曲肽等），必要时采取手术和放射治疗。

3. 空蝶鞍综合征

◇ 脑脊液通过有缺陷的蝶鞍隔流入垂体窝，使蝶鞍扩大，垂体受压缩小且功能受到抑制，出现闭经和高催乳素血症。

◇ CT 或 MRI 检查可显示扩大的垂体窝中垂体萎缩和低密度的脑脊液。

◇ 有高催乳素血症时给予溴隐亭或者卡麦角林治疗，辅以雌、孕激素替代治疗，有生育要求者可以促排卵治疗。一般不做外科修补手术。

（三）卵巢性闭经

1. 卵巢功能早衰

◇ 可由于遗传因素、病毒感染、物理或化学性损害、自身免疫疾病及医源性损伤或特发性等因素引起。

◇ 绝经发生在 40 岁前，偶见 20 岁前，多数为继发闭经。

◇ 出现围绝经期症状，内、外生殖器萎缩，骨质疏松。

◇ 血 $FSH > 40IU/L$，$E_2 < 73pmol/L$（20pg/ml）。

◇ B 超检查提示卵巢体积缩小、无卵泡或数目极少。

◇ 适时给予激素治疗，雌、孕激素序贯疗法以维持生殖健康，预防骨质疏松。

2. 卵巢肿瘤

◇ 卵巢生殖细胞肿瘤（畸胎瘤、无性细胞瘤、原发性绒毛膜上皮癌）、性索间质肿瘤（颗粒细胞瘤、卵泡膜细胞瘤、间质细胞瘤及肾上腺样细胞瘤等）、上皮性肿瘤或转移性肿瘤等。肿瘤因产生激素、破坏卵巢结构及功能，或者因手术和放化疗等均可导致闭经。

◇ 通过病史、妇科检查及影像学检查不难诊断。

◇ 酌情手术治疗，辅以放、化疗。

◇ 多囊卵巢综合征：详见多囊卵巢综合征。

（四）子宫性闭经

1. 宫腔粘连

◇常发生在宫腔多次或过度操作后，特别是伴有子宫内膜炎，导致宫腔粘连而闭经；子宫内膜结核、产后或流产后严重子宫内膜炎可导致宫腔粘连而闭经。

◇若仅子宫颈管粘连，经血不能外流，则闭经的同时伴有周期性腹痛。

◇诊断：首选宫腔镜检查。可在无宫腔镜检查条件时选择子宫输卵管造影和宫腔声学造影，超声和MRI对诊断的作用不明显。

◇处理

①对于无临床症状且无生育要求者，不需要手术治疗。

②对于虽有月经过少，但无生育要求，且无痛经或宫腔积血者，不需要手术治疗。

③对于不孕、反复流产、月经过少、闭经且有生育要求者，宫腔镜下宫腔粘连分离术为首选。详见宫腔镜章节。

2. 子宫切除、宫腔放疗或三苯氧胺类药物引起的闭经。

（五）其他内分泌功能异常

1. 甲状腺疾病　甲亢或甲减。

2. 肾上腺皮质疾病　功能亢进或低下，先天性肾上腺皮质增生症。

3. 胰腺功能紊乱　糖尿病。

4．多腺体自身免疫综合征。

5．慢性肾衰竭。

若发现以上疾病，应针对病因治疗。

三、诊　断

（一）病史

1．月经史、婚育史、生长发育史、家族史、服药史及手术史，以及闭经时间和伴随症状。

2．精神环境变化、运动营养状况、体重变化、疾病及用药等诱因。

3．检查第二性征，乳房发育及有无溢乳，内、外生殖器发育，皮肤色泽及毛发分布等。

（二）辅助检查

1．通过孕激素及雌、孕激素药物撤退试验，评估体内雌激素水平及闭经程度。

2．通过垂体兴奋试验（GnRH刺激试验）了解垂体对GnRH的反应性。

3．激素水平测定　如FSH > 40IU/ml，E_2 < 20pg/ml，提示卵巢功能衰竭；如LH < 5IU/ml或者在正常范围，提示病变在下丘脑或垂体；如有多毛和痤疮等高雄激素血症体征，需测定胰岛素、雄激素（睾酮及硫酸脱氢表雄酮）、孕酮和17α-羟孕酮；如PRL > 25ng/ml，称高催乳素血症；如TSH升高，提示甲状腺功能减退。

4．通过B超检查有无子宫及其发育，卵巢大小及卵泡数目。

5．通过 CT 或 MRI 了解盆腔肿块的性质，以及诊断垂体微腺瘤和空蝶鞍等。

6．通过宫腔镜了解宫腔有无粘连，通过腹腔镜可直观观察子宫卵巢发育及诊断 PCOS。

7．进行染色体检查，以鉴别性腺发育不全的原因并指导临床治疗。

8．其他检查　基础体温、宫颈黏液、阴道脱落细胞及子宫内膜活检病理检查等。

（三）闭经的诊断步骤

见图 1 和图 2。

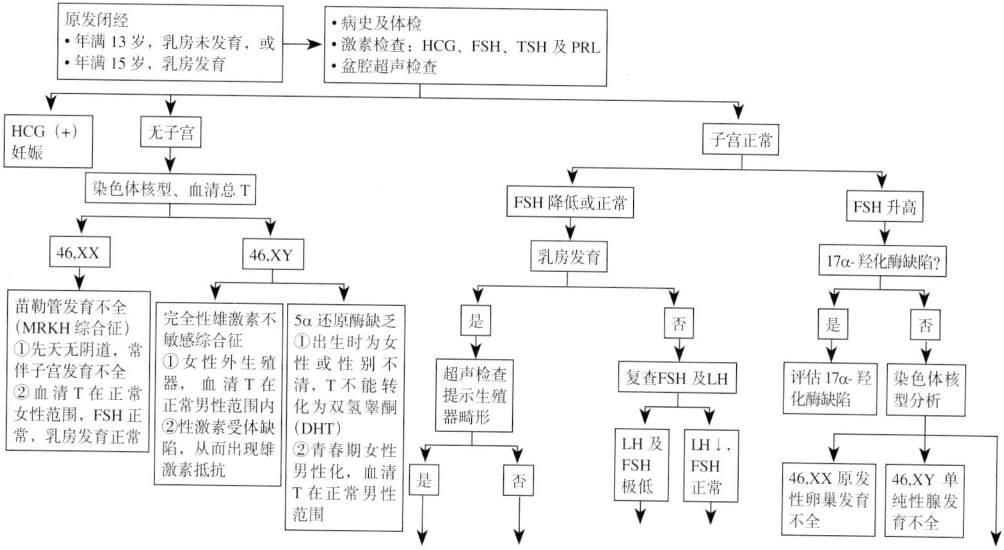
原发闭经
• 年满 13 岁，乳房未发育，或
• 年满 15 岁，乳房发育
• 病史及体检
• 激素检查：HCG、FSH、TSH 及 PRL
• 盆腔超声检查
HCG（+）
妊娠
无子宫
染色体核型、血清总 T
46,XX
苗勒管发育不全（MRKH 综合征）
①先天无阴道，常伴子宫发育不全
②血清 T 在正常女性范围，FSH 正常，乳房发育正常
46,XY
完全性雄激素不敏感综合征
①女性外生殖器，血清 T 在正常男性范围内
②性激素受体缺陷，从而出现雄激素抵抗
5α 还原酶缺乏
①出生时为女性或性别不清，T 不能转化为双氢睾酮（DHT）
②青春期女性男性化，血清 T 在正常男性范围
子宫正常
FSH 降低或正常
乳房发育
是
超声检查提示生殖器畸形
是
否
否
复查FSH 及LH
LH 及 FSH 极低
LH↓，FSH 正常
FSH 升高
17α- 羟化酶缺陷?
是
评估 17α- 羟化酶缺陷
否
染色体核型分析
46,XX 原发性卵巢发育不全
46,XY 单纯性腺发育不全

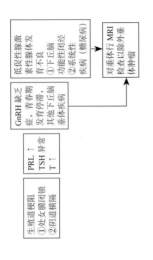

图 1 原发闭经的诊断流程

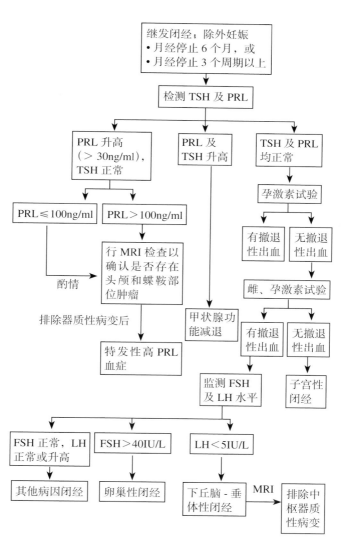

图 2　继发闭经的诊断流程图

（于晓兰）

高催乳素血症

一、定　义

　　各种原因引起的外周血催乳素（PRL）水平持续升高的状态称为高催乳素血症（HPRL）。正常育龄期女性血清 PRL 水平一般低于 30ng/ml（即 1.36nmol/L）。HPRL 是年轻女性常见的下丘脑 - 垂体轴内分泌紊乱。闭经伴泌乳者中有 70% ～ 80% 存在 HPRL。

二、病　因

　　1．生理性

　　◇ 妊娠期 PRL 上升 10 倍。

　　◇ 不哺乳女性产后 3 ～ 4 周恢复正常。

　　◇ 哺乳女性产后 HPRL 持续 6 ～ 12 个月，若哺乳时间延长，则 HPRL 持续时间亦延长。

　　◇ 应激刺激会出现短暂 HPRL。

　　2．药物性　多种药物可引起 HPRL（表 1）。

　　3．病理性

　　◇ 下丘脑疾病：颅咽管瘤、脑膜炎、结核、头部外伤及头部放疗等。

　　◇ 垂体疾病：包括垂体腺瘤和空蝶鞍。其中垂体腺瘤在 HPRL 中占 20% ～ 30%，以 PRL 腺瘤为主。直径 < 1cm 为微小腺瘤，≥ 1cm 为大腺瘤。

表1 引起HPRL的常见药物

药物种类	药物名称	可能机制
第一代抗精神病药物	氯丙嗪 氟奋乃静 氟哌啶醇 洛沙平 奋乃静 匹莫齐特 替沃噻吨	下丘脑结节漏斗系统多巴胺受体拮抗剂
第二代抗精神病药物	利培酮 齐拉西酮	多巴胺受体拮抗剂
三环类抗抑郁药物	阿米替林 地昔帕明 氯米帕明	机制不确切，可能通过 γ- 氨基丁酸（GABA）或 5- 羟色胺间接调节 PRL
止吐药和胃肠道药物	甲氧氯普胺 多潘立酮 丙氯拉嗪	多巴胺受体拮抗剂
抗高血压药物	维拉帕米	机制不清，具有特异性，可能与抑制结节漏斗处多巴胺能神经元钙离子内流有关
	甲基多巴	抑制多巴胺合成
阿片类镇痛药	美沙酮 吗啡	潜在间接影响阿片受体活性

◇ 原发性甲状腺功能低下：40% 患者可出现 HPRL。

◇ 慢性肾功能不全：PRL 降解受损。

◇ 肝硬化及肝性脑病：5%～13% 发生 HPRL。

◇ 异位 PRL 分泌：少见，如卵巢畸胎瘤、支气管癌及肾癌。

◇ 胸壁疾病或乳腺慢性刺激：如长期刺激乳头（如吸吮）、胸部手术或带状疱疹等。

◇ 多发性内分泌瘤病 I 型：罕见，患者出现 PRL 瘤伴甲状旁腺功能减退及胃泌素瘤。

◇ 其他：多囊卵巢综合征及子宫内膜异位症患者均可出现 HPRL。

4. 特发性 HPRL　无任何临床症状，未发现器质性病变，PRL 轻度升高。部分患者可能于数年后发现垂体微腺瘤，需要进行随访。

三、临床表现

1. 月经紊乱及不孕　在 HPRL 患者中 90% 存在月经紊乱，以闭经为主，也可表现为不同形式的异常子宫出血。排卵障碍或黄体功能不足是引起不孕的重要原因。

2. 异常溢乳　表现为非妊娠或产后停止哺乳 6 个月以上仍有溢乳。闭经 - 溢乳患者中有 2/3 存在高 PRL。

3. 肿瘤压迫症状　主要见于垂体大腺瘤，常见症状为头痛和视野缺失。还可能出现其他垂体激素分泌降低的相关症状，如促性腺激素降低引起的闭经，以及促甲状腺激素降低引起的甲状腺功能减退。

四、诊断及鉴别诊断

1. 病史　常有闭经、溢乳及不孕等，同时应询问有无头痛和视物障碍等症状。还需要了解有无特殊药物暴露、乳头刺激、甲减、妊娠、肝、肾疾病、头部放疗及外伤等。

2. 体格检查

◇ 营养及发育情况。

◇ 内、外生殖器有无萎缩。

◇ 阴毛和腋毛多少。

◇ 挤压乳头时有无溢乳。

3. 实验室检查　检查血清 PRL。

◇ 严格要求抽血当天空腹或进纯碳水化合物早餐，避免摄入蛋白质和脂肪类食物。

◇ 9 至 11 点到院，采血前静坐半小时。

◇ 抽血时力争快速、顺利，以减少应激。

应同时查血清 FSH、LH、P 和 T。

4. 影像学检查　当 PRL＞100ng/ml（即 4.55nmol/L）时，应行鞍区 MRI 平扫加增强检查，动态 MRI 检查有利于检出微腺瘤。没有 MRI 检查的条件时再考虑 CT 检查。

5. 需注意鉴别的疾病　包括 PCOS、其他垂体肿瘤（生长激素瘤及垂体无功能瘤）、空蝶鞍综合征及子宫内膜异位症。

HPRL 的病因及诊断流程见图 1。

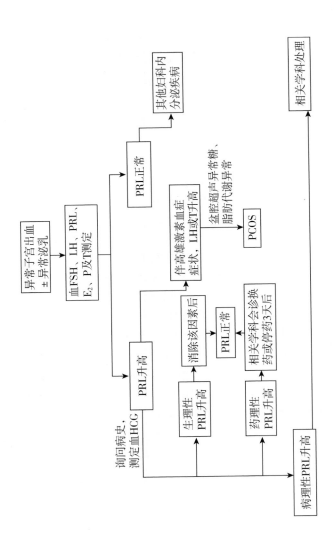

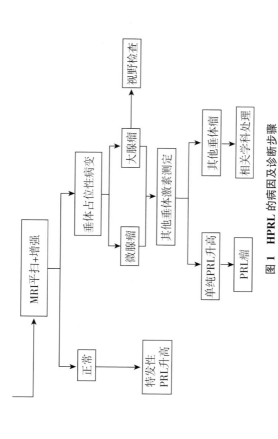

图 1 HPRL 的病因及诊断步骤

[引自：中华医学会妇产科学分会内分泌学组．女性高催乳素血症诊治共识．中华妇产科杂志，2016，51（3）：161-168.]

五、治 疗

1．治疗原则

◇ 生理性 HPRL 无须特殊治疗，相关生理因素消失后复查即可。

◇ 药物性 HPRL 要由相关科室会诊，权衡利弊，决定是否更换药物。

◇ 病理性 HPRL 中，对由甲状腺、肝、肾和胸壁疾病以及乳腺刺激等特定疾病引起的 HPRL，由相关科室治疗原发疾病。

妇产科临床医生最常见的需要治疗的是 PRL 腺瘤和特发性 HPRL。应根据患者的年龄、病情及有无生育要求选择治疗方案，包括药物治疗和手术治疗。治疗流程见图 2。

2．药物治疗　首先多巴胺受体激动剂。

◇ 用药 4 周起定期复查 PRL 水平，根据 PRL 水平及症状变化调整药物剂量。

◇ 大腺瘤患者每 3 个月复查 MRI，微腺瘤和特发性 HPRL 患者 1 ～ 2 年复查 MRI。

◇ 微腺瘤患者如 PRL 水平正常，症状好转，药物可开始减量；大腺瘤患者需 MRI 检查提示腺瘤明显缩小后再开始减量。

◇ 减量时应分次、少量缓慢进行，同时监测 PRL 水平，减至维持 PRL 正常水平的最小剂量。

◇ 推荐最小剂量药物维持 PRL 水平正常，MRI 检查示肿瘤消失，疗程 2 年以上，再考虑停药。停药后前 3 个月每月复查 PRL，此后每半年检查一次。

常用药物包括：

①溴隐亭：多巴胺 D_1、D_2 受体激动剂。为减轻不良反应，起始剂量为 1.25mg/d，睡前进食服用。根据患者的反应，每 3～7 天增加 1.25mg/d，直至有效剂量 5.0～7.5mg/d。若剂量达到 15mg/d，PRL 仍下降不满意，应更换药物。

不良反应为消化道症状（恶心、呕吐及消化性溃疡）、体位性低血压（头痛和眩晕）、乏力、焦虑、抑郁、酒精不能耐受及药物诱发垂体瘤卒中等，最严重的为体位性低血压，甚至可以出现休克。

拟妊娠者可服药至发现妊娠。必要时孕期可继续服用，对胎儿无不良影响。

②甲磺酸 α- 二氢麦角隐亭：为高选择性多巴胺 D_2 受体激动剂及 α 肾上腺素能拮抗剂。

起始剂量为 10mg/d，分两次餐中服用，1～2 周后加量，逐步至最佳剂量维持，一般为 20～40mg/d。

本药的心血管不良反应比溴隐亭轻，不出现体位性低血压。

关于妊娠期使用的资料较少，建议孕前改用溴隐亭。

③卡麦角林：为高选择性多巴胺 D_2 受体激动剂，是溴隐亭的换代药物，半衰期长，抑制作用强，不良反应相对少。每周给药 1～2 次，口服，常用剂量为 0.5～2.0mg。

关于妊娠期使用的资料较少，建议孕前改用溴隐亭。

3. 手术治疗　根据肿瘤大小、PRL 水平、全身

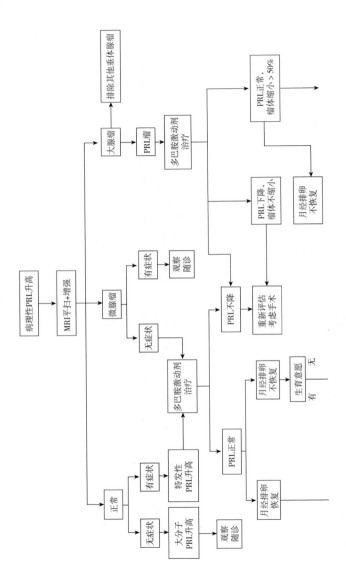

病理性PRL升高 → MRI平扫+增强

大腺瘤 → 排除其他垂体腺瘤

大腺瘤 → PRL瘤 → 多巴胺激动剂治疗

多巴胺激动剂治疗 → PRL正常，瘤体缩小 > 50%

PRL下降，瘤体不缩小 → 月经排卵不恢复

微腺瘤 → 有症状 → 观察随诊

微腺瘤 → 无症状 → 多巴胺激动剂治疗

多巴胺激动剂治疗 → PRL下降 → 重新评估考虑手术

正常 → 有症状 → 特发性PRL升高

正常 → 无症状 → 大分子PRL升高 → 观察随诊

特发性PRL升高 → 多巴胺激动剂治疗

多巴胺激动剂治疗 → PRL正常

PRL正常 → 月经排卵不恢复

生育意愿：有 无

月经排卵恢复

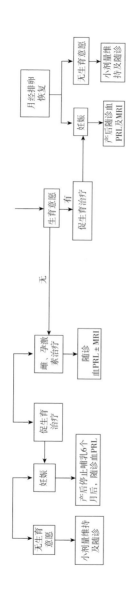

图 2 特发性 HPRL 和垂体 PRL 瘤的治疗流程

[引自：中华医学会妇产科学分会内分泌学组. 女性高催乳素血症诊治共识. 中华妇产科杂志, 2016, 51 (3):161-168.]

情况、药物治疗反应、患者意愿以及对生育的要求，综合考虑是否选择手术。

◇ 手术适应证

①垂体微腺瘤经药物治疗 3 ~ 6 个月无效或效果欠佳。

②药物治疗反应较大而不能耐受者。

③巨大垂体腺瘤伴有明显视路压迫，药物治疗无法控制血 PRL 或缩小肿瘤体积。

④侵袭性垂体腺瘤伴有脑脊液鼻漏，或药物治疗后出现脑脊液鼻漏。

⑤患者带瘤生存的心理承受能力不足或拒绝长期服用药物治疗。

⑥因药物治疗或其他原因导致垂体瘤卒中，表现为剧烈头痛和急剧视力减退。

⑦垂体大腺瘤伴囊变，药物治疗通常无法缩小肿瘤体积。经验丰富的术者认为有较高的手术全切除预期，并且充分考虑到患者手术的意愿。

手术禁忌证：没有绝对禁忌证，全身状态差或脏器功能障碍是相对禁忌证。

4. 放射治疗　放射治疗包括外照射放射和立体定向放射外科治疗两种方法，仅适用于药物无效或不耐受，术后残留或复发，恶性、侵袭性催乳素瘤等特殊情况。长期随访发现，放疗可能造成垂体功能低下，还可能影响生育功能。

六、HPRL 无排卵女性的助孕治疗

◇ 多数患者药物治疗后 PRL 恢复正常，恢复排卵。

◇ 部分患者 PRL 未恢复正常，但排卵功能恢复。

◇ 仅少数患者在 PRL 正常后仍存在排卵障碍。可以按照不孕症促排卵治疗常规，根据患者的具体情况进行促排卵治疗。

七、HPRL 患者妊娠期及哺乳期的监测和治疗

◇ HPRL 患者发现妊娠后应立刻停止药物治疗。

◇ 不推荐孕期继续监测 PRL 水平，也不推荐常规进行 MRI 检查。

◇ 产检期间，应注重患者有无头痛和视野缺失等症状。如果出现 PRL 升高相关症状，应进行视野检查和鞍区 MRI 平扫（孕期不能进行增强 MRI 检查）。若肿瘤确实增大，可服用溴隐亭。因关于孕期的资料较少，因此，孕期不使用甲磺酸 -α- 二氢麦角隐亭或卡麦角林。

◇ 没有证据提示哺乳会刺激肿瘤生长，因此，PRL 腺瘤患者可正常哺乳。如无必要，建议停止哺乳后再考虑药物治疗。

（尚　鶀）

多囊卵巢综合征

一、诊 断 标 准

1．2003 年欧洲人类生殖及胚胎学会／美国生殖医学学会（ESHRE/ASRM）鹿特丹会议推荐的多囊卵巢综合征（PCOS），国际诊断标准为：①稀发排卵或无排卵。②有高雄激素的临床表现和（或）高雄激素血症。③卵巢多囊性改变：一侧或双侧卵巢内有直径 2 ~ 9mm 的卵泡 ≥ 12 个，和（或）卵巢体积 ≥ 10cm³。④上述 3 条中符合 2 条，并排除其他疾病如先天性肾上腺皮质增生、库欣综合征及分泌雄激素的肿瘤等。

2．2011 年中国 PCOS 的最新诊断标准为　①疑似 PCOS：月经稀发、闭经或不规则子宫出血是诊断的必须条件。另外，再符合下列两项中的一项：高雄激素的临床表现或高雄激素血症和（或）超声表现为 PCOS。②确诊 PCOS：具备上述疑似 PCOS 的诊断条件后还必须逐一排除其他可能引起高雄激素的疾病和引起排卵异常的疾病才能确诊。③排除疾病：迟发型先天性肾上腺皮质增生、库欣综合征、低促性腺激素性闭经、卵巢或肾上腺分泌雄激素的肿瘤、甲状腺功能异常及高催乳素血症。

二、病　因

PCOS 的确切病因尚不清楚，可能是由于某些遗传基因与环境因素相互作用引起的下丘脑 - 垂体 - 卵巢轴调节功能异常、胰岛素抵抗或高胰岛素血症及肾上腺内分泌功能异常等。

三、临床表现及辅助检查

1. 月经失调（稀发或闭经）、不孕、肥胖（BMI ≥ 25）、痤疮、黑棘皮症及多毛（评分见表 1）。

2. 激素测定　早卵泡期 T 高于正常，LH/FSH > 2 ～ 3 也较常见。

3. 阴道 B 超检查　可见双侧卵巢体积增大及多囊样改变（见诊断标准）。

4. 子宫内膜无分泌期变化（必要时行诊断性刮宫，以除外内膜不典型增生或癌变）。

5. 腹腔镜检查　双侧卵巢多囊性增大，包膜呈灰白色增厚。

6. 肥胖者约 63% 有胰岛素抵抗（IR），目前尚没有简单、可靠、实用的诊断方法，以下提示仅供参考。

◇ 对肥胖、高血压、高血糖和高血脂者，需考虑有 IR 的可能。

◇ HOMA-IR 指数是用于评价个体胰岛素抵抗水平的指标。计算方法如下：[空腹血糖水平（FBG，mmol/L）× 空腹胰岛素水平（FINS，mIU/L）] ÷ 22.5。正常个体的 HOMA-IR 指数为 1。随着胰岛素抵抗水平的升高，HOMA-IR 指数将高于 1。

表1　Ferriman-Gallway毛发评分标准

部位	评分	定义
1. 上唇	1	外侧毛少许
	2	外侧小胡须
	3	胡须从外向内延伸未达中线
	4	胡须延伸至中线
2. 下唇	1	少许散在的毛
	2	分散的毛，有小聚集
	3和4	完全覆盖，少而重
3. 胸	1	乳晕周围的毛
	2	另加中线的毛
	3	总和覆盖3/4
	4	完全覆盖
4. 背上部	1	少许散在的毛
	2	较多但仍分散
	3和4	完全覆盖，少而重
5. 背下部	1	背部一簇毛
	2	一些横向延伸
	3	覆盖3/4
	4	完全覆盖
6. 上腹部	1	少许中线毛
	2	较多，但仍在中线
	3和4	一半或完全覆盖
7. 下腹部	1	少许中线毛
	2	一条中线毛
	3	一条带状中线毛
	4	倒V形生长
8. 臂	1	稀疏，未超过1/4
	2	较多，但未完全覆盖
	3和4	完全覆盖，少而重
9. 腿	1、2、3、4同臂	

四、治　疗

1. 有生育要求者

（1）基础治疗：调整生活方式。超重或肥胖者，减重 5% ~ 10% 即可改善月经及减轻高雄激素的症状，并有利于不孕的治疗。

（2）高雄激素血症的治疗：首选炔雌醇环丙孕酮（达英 35）：每片含 35μg 乙炔雌二醇（EE）及 2mg 醋酸环丙孕酮。

从月经第 1 ~ 5 天开始，1 片 / 天，连续 21 天。停药 7 天后重新开始下一周期。

（3）胰岛素抵抗的治疗：PCOS 患者中胰岛素抵抗占 50% ~ 80%，其中大部分伴有肥胖。

二甲双胍（格华止）能增强胰岛素的敏感性，改善胰岛素抵抗，降低雄激素浓度，增加对促排卵药物的敏感性，可作为促排卵的预备和辅助治疗。常用量为 500mg，每日 3 次。

（4）促排卵治疗

◇ 一线治疗：氯米芬（克罗米芬，CC）是雌激素受体拮抗剂，排卵率在 80% 以上，妊娠率为 30% ~ 60%。用法为 50 ~ 150mg/d，月经第 3 ~ 5 天开始，连续 5 天。治疗剂量的选择主要根据体重或 BMI、女性年龄和不孕原因。主要的不良反应包括黄体功能不足、对子宫颈黏液及子宫内膜的抗雌激素影响及黄体化未破裂滤泡综合征（LUFS）等。

效果不佳者可改服来曲唑（芳香化酶抑制剂），2.5 ~ 7.5mg/d，月经第 3 ~ 5 天开始，连续 5 天。当

B超监测卵泡成熟时肌内注射 HCG 5000 ～ 10 000U，以触发排卵和支持黄体。

◇ 二线治疗

①促性腺激素（HMG/FSH），用于 WHO Ⅰ型排卵障碍者或氯米芬抵抗患者。详见不孕症章节。

②手术治疗：使用腹腔镜下卵巢打孔术，适于药物治疗无效者。

使用单极电凝或激光分别在双侧卵巢表面打 4 ～ 10 个深度为 4 ～ 10mm 的孔。

优点：损伤小，恢复快，无卵巢过度刺激综合征（OHSS）和多胎妊娠的合并症。

无生育要求者不建议进行手术治疗。

术后并发症包括术后粘连及卵巢功能减退等。

③三线治疗：控制性卵巢刺激＋辅助生殖技术。体外受精 - 胚胎移植术（IVF-ET）是难治性 PCOS 患者的有效治疗方法。PCOS 患者在进行 IVF-ET 治疗时易出现 Gn 高反应，卵泡数过多，血 E_2 过高，OHSS 发生率升高。过高的 LH 水平使卵细胞质量下降，受精率降低。

2．无生育要求者

◇ 治疗目标：近期目标为调节月经，改善多毛和痤疮，控制体重。远期目标为预防糖尿病、子宫内膜癌和心血管疾病。

◇ 调整生活方式：控制饮食，加强运动，戒烟、酒。

◇ 降雄激素治疗：口服短效避孕药，周期治疗 3 ～ 6 个月，可升高性激素结合球蛋白（SHBG），以降低游离睾酮。可重复使用。

◇ 孕激素治疗：适于月经稀发或闭经、无高雄激素症状且无胰岛素抵抗者。至少2个月撤退出血一次，以维持月经以及保护子宫内膜。

方法：黄体酮20mg，每日一次肌内注射，共5～7天；或地屈孕酮10mg，每日2次，连服10天；或黄体酮胶囊100mg，每日2次，连服10天。

◇ 改善胰岛素抵抗：二甲双胍250～500mg，每日3次。

◇ 地塞米松治疗：每晚0.25～0.5mg，或强的松5mg，用于治疗肾上腺来源的高雄激素血症。螺内酯（安体舒通）20～40mg，每日3次。使用安体舒通霜可改善多毛。

多囊卵巢综合征诊治流程

↓

诊断：以下 3 条中符合 2 条。

1．稀发排卵或无排卵。

2．高雄激素的临床表现和（或）高雄激素血症。

3．卵巢多囊改变：一侧或双侧卵巢内有直径 2 ~ 9mm 的卵泡 ≥ 12 个，和（或）卵巢体积 ≥ 10cm³，并排除其他高雄激素和无排卵病因（肾上腺皮质增生、库欣综合征及分泌雄激素的肿瘤等）。

↓

治疗

调整生活方式（控制饮食、运动及戒烟限酒）

肥胖者减肥，可改善高雄激素和胰岛素抵抗

高雄激素表现或高雄激素血症者	高胰岛素血症者	月经失调者	促排卵治疗
口服短效避孕药达英 35 或忧思悦 3 ~ 6 周期可重复使用	格华止 500mg 2 ~ 3 次 / 日 3 ~ 6 个月复查	①周期性孕激素治疗（甲羟孕酮或地屈孕酮）后半周期应用至少每 2 个月撤血一次 ②短效口服避孕药	①一线药物：氯米芬 ②二线药物：促性腺激素，如 HMG 和 FSH ③腹腔镜下卵巢打孔术：适用于药物治疗无效，或有其他腹腔镜检查指征者 ④IVF-ET：适于以上方法失败者

（张阳阳　徐阳）

痛 经

一、定 义

是指围月经期发生的痉挛性下腹痛，可伴有其他症状（如头痛、恶心、呕吐或腹泻等）。

1. 原发痛经　无明显的盆腔器质性疾病，占痛经的 90% 左右。

2. 继发痛经　由盆腔器质性疾病所致。

二、原发痛经的病因及发病机制

1. 前列腺素（PG）释放增加　分泌期子宫内膜及血中 PGF2α 异常升高，引起子宫肌过强收缩 - 缺血而出现疼痛，同时可引起胃肠道反应。

2. 血管加压素升高　晚黄体期雌激素水平异常升高者，刺激垂体释放过量的血管加压素，引起子宫过度收缩。

3. 子宫因素　子宫颈管狭窄、子宫发育不良或畸形，经血外流不畅或逆流入盆腔，刺激盆腔神经。

4. 精神因素　有报道约 50% 的患者仅用安慰剂即可缓解症状。

三、诊断及鉴别诊断

1. 根据经期下腹坠痛且妇科检查无阳性体征，

临床即可诊断。

2. 行盆腔 B 超检查，必要时宫腔镜、腹腔镜及子宫输卵管造影术（HSG）等辅助检查，以排除器质性病变。

3. 需与子宫内膜异位症、子宫腺肌症、子宫畸形及盆腔炎等鉴别。

4. 痛经程度的判定

◇ 轻度：有疼痛，很少影响日常活动和工作，无全身症状。

◇ 中度：对工作及日常活动有一定影响，需用止痛药且有效。

◇ 重度：明显影响工作及日常活动，全身症状明显，止痛药效果不好。

四、预防及治疗

1. 增强体质，给予心理疏导，注意休息，可热敷下腹部。

2. 镇静镇痛剂　乙酰水杨酸 0.5g，每日 1～2 次。可给予针灸或活血化瘀类中药。

3. 解痉止痛剂　硫酸阿托品 0.5mg 或盐酸哌替定 50mg 肌内注射，或布桂嗪（强痛定）30～50mg 口服或肌内注射。

4. 口服短效避孕药　可抑制排卵，减少经血前列腺素及血管加压素等的含量，疗效达 90% 以上。

5. 前列腺素合成抑制剂　抑制前列腺素合成和释放。吲哚美辛（消炎痛）25mg，tid 口服或放肛门；布洛芬 400mg，tid 口服；氟芬那酸 200mg 或甲芬那酸 250mg,tid；萘普生 550mg,qid，可直接抑制宫缩。

6．钙离子通道阻断剂　降低子宫平滑肌细胞的收缩。硝苯地平 10mg，tid。

7．骶前神经切断术　对顽固性痛经患者可在腹腔镜下实施该手术，缓解率达 87%。

（李克敏）

经前期综合征

一、定　义

指月经前 1～2 周反复周期性出现躯体、行为和情感障碍的综合征，并影响工作或日常生活。月经来潮后症状自然消失。

二、病因和病理生理

1. 精神社会因素　好发于精神紧张和抑郁的女性。

2. 卵巢激素失调　可能与黄体晚期雌、孕激素撤退有关，补充雌、孕激素能缓解症状。

3. 神经递质异常　在黄体晚期血中阿片肽浓度异常降低，5-羟色胺等的活性改变，导致精神及行为的变化。

4. 维生素 B_6 缺乏或镁离子浓度不足等。

三、临床表现及诊断

1. 精神症状　焦虑、失眠、易激惹、抑郁及情绪不稳。

2. 躯体症状　乳房胀，手足和颜面水肿，以及头痛、恶心和眩晕等。

3. 行为改变　注意力不集中，工作效率低，记忆力差，神经质。

4．需与轻度精神障碍及心、肝、肾等疾病引起的水肿相鉴别。

四、治　疗

1．一般治疗　给予心理疏导，改变生活方式，减轻精神压力，给予高碳水化合物及低蛋白低盐饮食，服用维生素 B_6 及镇静药物等。

2．抗抑郁剂　在黄体期服用氟西汀或帕罗西汀 20mg/d，氯丙咪嗪 25 ～ 75mg/d。

3．抗焦虑药物　阿普唑仑 0.5mg，每日 2 ～ 3 次，月经前开始服药直至月经来潮。

4．醛固酮受体抑制剂　螺内酯 20 ～ 40mg，tid，以利尿及减轻水潴留。

5．抑制排卵　口服避孕药或 GnRHa，连用 4 ～ 6 个周期，以抑制激素波动，减轻水、钠潴留症状。

6．中医中药　在月经后半周期采取针灸或服用清热舒肝（逍遥散类）中药。

（李克敏）

子宫内膜异位症

一、定　义

具有生长功能的子宫内膜出现在子宫腔被覆黏膜以外的身体其他部位称为子宫内膜异位症（简称内异症）。异位内膜可继续生长、组织浸润及造成反复出血，或引发疼痛、不孕及结节包块等。

内异症的发病率在育龄女性约为15%。在不孕症女性占25%～50%，在盆腔痛的女性达39%～59%。

二、病　因

1. 种植学说　经血倒流，淋巴及静脉播散。
2. 体腔上皮化生学说。
3. 生物化学因素诱导学说。
4. 激素依赖性。
5. 免疫机制。
6. 遗传与基因突变等。

三、临床病理类型

根据中华医学会妇产科分会子宫内膜异位症协作组制订的"子宫内膜异位的诊治指南"，内异症的临床病理类型可分为：

1. 腹膜型内异症　指盆、腹腔腹膜的各种内异症病灶，主要包括红色病变（早期病变）、蓝色病变

（典型病变）以及白色病变（陈旧病变）。

2. 卵巢型内异症　形成囊肿者，称为子宫内膜异位囊肿（习惯称"巧克力囊肿"）。

根据囊肿大小和异位病灶浸润的程度，可分为以下几种：

（1）卵巢型内异症Ⅰ型：囊肿直径多小于 2cm，囊肿壁有粘连，层次不清，手术不易剥离。

（2）卵巢型内异症Ⅱ型：又分为 A、B、C 三种。

◇ⅡA：异位内膜种植灶表浅地累及卵巢皮质，未达囊肿壁，常合并功能性囊肿。

◇ⅡB：病灶已累及囊肿壁，但与卵巢皮质的界限清楚。

◇ⅡC：病灶穿透到囊肿壁并向周围扩展。囊肿壁与卵巢皮质致密粘连并伴有纤维化或多房，卵巢与盆侧壁粘连，体积较大。

3. 深部浸润型内异症　包括子宫骶骨韧带、直肠阴道隔、阴道后穹隆以及子宫颈后方、膀胱、输尿管以及直肠等部位的深部异位病灶（侵犯覆膜下深度≥5mm）。

4. 其他部位的内异症　子宫颈、会阴侧切、腹壁剖宫产瘢痕及泌尿系统等处。

四、病理生理

1. 内异症造成不孕的三大主要机制为：

◇输卵管-卵巢解剖结构扭曲、变形，从而抑制或阻止排卵后输卵管伞端的拾卵功能。

◇对卵泡发育和胚胎发生造成干扰。

◇ 子宫内膜容受性降低，而内膜容受性的下降与种植窗时白血病抑制因子（LIF）表达的减少，IL-11和 IL-11 受体 α 的失表达有一定的关系。

2．内异症造成疼痛的三大机制为：

◇ 腹腔中炎症因子的作用。

◇ 异位种植病灶出血的直接或间接影响。

◇ 盆底神经受累或浸润。

五、诊断要点

1．症状

◇ 疼痛：内异症者中有 30% ～ 50% 继发痛经，30% 在非经期有下腹痛，20% ～ 30% 有深部性交痛。

◇ 不孕。

◇ 盆腔包块：特殊部位的内异症表现出各自特殊的症状并有周期性变化。

2．体征　子宫后位，后壁峡部或后陷凹有触痛结节。附件区有囊实性不活动包块。

3．辅助检查

◇ CA125 值测定：有异位囊肿、病灶浸润较深、粘连广泛者血 CA125 多 > 30IU/ml。血清 CA125 测定可用于评估病情，以及监测治疗效果和复发情况。

◇ B 超检查：在子宫后侧方可见不规则结节，或包膜粗糙的囊肿，内部为密集、细小强光点反射或不规则反射。

◇ MRI 检查：对盆腔内外内异症的诊断及深部病灶的评估有意义。

◇ 其他：如静脉肾盂造影、膀胱镜及结肠镜检查等。

◇腹腔镜检查：结合组织病理检查，诊断率几乎达 100%。

4. 疾病分期　采用美国生殖医学会 1985 年制订的 R-AFS 分期（表1）。

表1　美国生殖医学会制订的R-AFS内异症修订分期

病灶大小			< 1 cm（分）	1 ～ 3 cm（分）	> 3 cm（分）
腹膜		浅表	1	2	4
		深部	2	4	6
卵巢	右	浅表	1	2	4
		深部	4	16	20
	左	浅表	1	2	4
		深部	4	16	20
粘连包裹			< 1/3	1/3 ～ 2/3	> 2/3
卵巢	右	膜状	1	2	4
		致密	4	8	16
	左	膜状	1	2	4
		致密	4	8	16
输卵管	右	膜状	1	2	4
		致密	4[*]	8[*]	16
	左	膜状	1	2	4
		致密	4[*]	8[*]	16
子宫直肠陷凹封闭		部分	4		
		完全	40		

[*] 输卵管完全堵塞计 16 分。

Ⅰ期：微型，1 ～ 5 分；Ⅱ期：轻度，6 ～ 15 分；Ⅲ期：中度，16 ～ 40 分；Ⅳ期：重度，≥41 分

六、治 疗

治疗的要点是减灭病灶，缓解疼痛，促进生育，减少复发。

治疗原则是手术为主，药物为重要的辅助治疗。治疗方案实施个体化。

1. **期待疗法** 适用于Ⅰ～Ⅱ期无明显症状者，应定期随访。

2. **手术治疗** 适用于药物治疗症状无缓解、病灶增大及生育未改善等。首选腹腔镜手术。对巨大内膜异位囊肿、广泛粘连及手术复杂者以可酌情采取开腹手术。血清 CA125 水平 > 65IU/ml 者可能有致密的粘连，对有肠道症状和（或）肿块、疑有深部浸润病灶者术前应做好清洁肠道的准备。式式包括：

◇ 异位病灶切除术：仅切除异位病灶，适于年轻、要求保留生育功能者。

①分离粘连、烧灼或切除病灶。

②剥除子宫内膜异位囊肿。

③对不孕者同时行输卵管亚甲蓝通液通畅试验，若有阻塞，应予以处理。

④术毕对腹腔内进行预防粘连的处理。

⑤有残余病灶或短期内无生育要求者，术后宜予 GnRHa 药物治疗 6 个月，之后推荐长期服用短效避孕药以预防复发。有生育要求者，术后直接试孕。

◇ 异位病灶切除及子宫切除术：在切除异位病灶的同时切除子宫，至少保留部分卵巢。适用于 35 岁以上、无生育要求、痛经严重或伴有子宫病变、药物治疗无效或保守性手术后复发者。

◇ 异位病灶切除及子宫和双附件切除术：切除子宫、双侧附件及所有肉眼可见的病灶。适用于年龄较大、无生育要求、病灶广泛、症状严重或多种治疗无效者。术后可行雌激素治疗，但个别内异症可复发。

◇ 对深部结节型内异症的处理比较困难。如病变未侵犯直肠或结肠壁，尽量切除病灶；如果有肠壁浸润，但无肠狭窄，一般不主张切除肠壁或肠段，以病灶减灭为宜。如果病灶较大，造成肠狭窄甚至肠梗阻或者周期性便血，则酌情进行肠壁切除加肠壁缝合或者肠段切除加吻合术。

◇ 输尿管内异症造成输尿管梗阻时，可根据病变情况及输尿管梗阻程度施行粘连松解或部分输尿管切除及吻合术。术前输尿管内放置双 J 管。

3. 药物治疗　多用于术后推迟复发。但对病变较重、估计手术困难者，术前可短暂应用 GnRHa 3 个月。

常用药物有：

◇ 短效口服避孕药，如无禁忌证，可长期服用，定期检查肝、肾功能。

◇ GnRHa：其生物活性为天然 GnRH 的 100 倍，疗程 3 ~ 6 个月。

①戈舍瑞林（诺雷德，每支 3.6mg，皮下注射）。

②亮丙瑞林（抑那通，每安瓿 3.75mg，皮下注射）。

③曲普瑞林（达菲林或达必佳，每安瓿 3.75mg，

肌内注射）。

用法：月经第 1 ～ 5 天开始，每 4 周注射一次，疗程 3 ～ 6 个月。为了预防低雌激素症状和骨质丢失，可从用药第 2 ～ 3 个月开始采取反向添加疗法，如每天服戊酸雌二醇（补佳乐）1 ～ 2 mg 和甲羟孕酮（安宫黄体酮）2 ～ 5mg，或每天服用替勃龙（利维爱）1.25 ～ 2.5mg，既可防止骨质丢失，又减少了低雌激素的不良反应，同时并不降低对内异症的疗效。

◇ 18- 甲基炔诺酮缓释宫内节育器：可以明显改善患者的痛经和盆腔痛症状，并可以使直肠阴道隔异位结节缩小。有效者可使用 5 年。

◇ 孕三烯酮：月经第 1 天开始，每次 2.5mg，每周 2 ～ 3 次。半年为一疗程。

◇ 孕激素类药物：炔诺酮、甲地孕酮和甲羟孕酮等，8 ～ 10mg/d。

七、内异症合并不孕的治疗

1. 异位症的患者中有 30% 不孕，不孕女性中 25% ～ 35% 患有内异症。

2. 诊断　未避孕未孕 1 年，伴有内异症。

3. 检查　月经第 1 ～ 5 天行激素 6 项检查，动态 B 超监测排卵，输卵管通畅情况检查首选输卵管造影，行男方精液检查。

4. 治疗

◇ 无症状且囊肿直径在 4cm 以下：若男方精液正常，女方输卵管通畅，可行 B 超检查监测排卵，指导同房，3～6个月。

◇ 有症状或囊肿直径在4cm以上：手术切除病灶，分离粘连以恢复解剖，注意保护正常的卵巢组织。术中同时行输卵管通液。手术完成前充分冲洗盆、腹腔，对创面应用防粘连制剂。术后不用药物，争取早日怀孕。

◇ 中重度：手术治疗后应用IUI或IVF-ET以利于提高受孕率。

◇ 辅助生殖技术治疗：包括宫腔内人工授精（IUI）及IVF-ET。

① IUI：指征包括轻度或中度内异症；轻度的男性因素不孕（轻度少、弱精症等）；子宫颈因素及原因不明的不孕，输卵管通畅。单周期妊娠率为10%～15%；若2～4个周期不成功，应转为IVF-ET。

② IVF-ET：重度内异症、高龄不孕，男方严重少、弱精子或无精子症，以及输卵管不通者，首选IVF-ET（图1）。

◇ 关于手术、药物和助孕疗法的疗效评估，ESHRE 2014就内异症和不孕治疗给予如下建议。

①抑制卵巢功能的药物不能促进生育。

②术前和术后给予药物治疗不增加期待妊娠率。

③手术剥除卵巢异位囊肿或腺肌瘤可以促进自然妊娠率。

④对＞3cm的异位囊肿行剥除手术可提高自然妊娠率（尤其是首次手术）。

⑤充分告知患者手术剥除异位囊肿术后卵巢功能

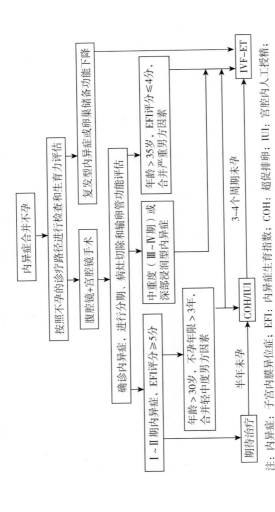

图 1 内异症合并不孕的诊治流程图

注：内异症：子宫内膜异位症；EFI：内异症生育指数；COH：超促排卵；IUI：宫腔内人工授精；IVF-ET：体外受精-胚胎移植

[引自：中华医学会妇产科学分会．子宫内膜异位症的诊治指南．中华妇产科杂志，2015，50（3）．]

减退，尤其是复发异位囊肿患者，再次手术无益于受孕，建议进行助孕技术。

近年来关于内异症不孕程度的评价，有学者提出采用输卵管功能评分系统（LF）和内异症生育指数（EFI）进行评价（表2、表3）。评分越高，则妊娠概率越高。预测妊娠结局的前提是男方精液正常，女方卵巢储备功能良好且不合并子宫腺肌病。

表2　输卵管功能评分系统（LF）

功能正常 （4分）	伞端功能正常，输卵管活动不受限，无粘连；卵巢外观正常
功能轻度受损 （3分）	轻微粘连，微小瘢痕化；输卵管浆膜面轻度受损；卵巢体积正常，表面轻度粘连
中度功能受损 （2分）	伞端结构部分消失，中等瘢痕化，微小伞内纤维化；输卵管肌层受损，活动中度受限；卵巢体积缩小 1/3，表面中度粘连
重度功能受损 （1分）	大部分伞端结构消失，严重瘢痕化，粘连重，中度伞内纤维化；输卵管重度纤维化，轻中度输卵管峡部炎性结节，输卵管活动严重受限；卵巢体积缩小 2/3，表面重度粘连
功能丧失 （0分）	输卵管完全阻塞或积水，广泛纤维化，输卵管峡部炎性结节；伞端结构完全消失；卵巢缺如，或完全被粘连包裹

表3　内异症生育指数（EFI）

病史因素		手术因素	
评分	描述	评分	描述
2	年龄 ≤ 35 岁	3	LF 评分 7 ~ 8 分
1	年龄 36 ~ 39 岁	2	LF 评分 4 ~ 6 分
0	年龄 ≥ 40 岁	0	LF 评分 1 ~ 3 分
2	不孕病史 ≤ 3 年	1	AFS 内异症评分 < 16 分
0	不孕病史 > 3 年	0	AFS 内异症评分 ≥ 16 分
1	继发不孕	1	AFS 整体评分 < 71 分
0	原发不孕	0	AFS 整体评分 ≥ 71 分

八、生殖系外内膜内异症的治疗

1. 瘢痕内异症　腹壁切口或会阴切口病灶，行手术切除。

2. 肠道及泌尿系内异症　无症状者不必处理。40 岁以上症状严重者，行根治性手术。

3. 肺及胸膜内异症　先用 GnRHa 治疗 6 ~ 9 个月，复发者，采取手术治疗。

九、复发内异症的诊治

1. 诊断　术后半年内发现病理性囊肿，多为炎性包块或卵巢包裹性假囊。如术后 1 年以上新发现病灶，复发可能性大。

2. 治疗　炎性包块及包裹积液者，先消炎保守治疗观察。复发囊肿如直径 < 6cm，可先用药物治疗

以控制其发展，也可在 B 超声引导下行囊肿穿刺抽液及注射无水乙醇等治疗。复发病灶大或症状明显者，需再次手术，必要时考虑子宫切除或子宫及双附件切除术。

3．随访　术后服药期间每月检查 1 次。停药后每 3 个月复查 1 次至术后 1 年。每 3 个月复查盆腔检查、B 超及 CA125 等，以后每 6 个月复查 1 次。

十、恶变问题

1．异位子宫内膜出现不典型增生（约 10%）较常见，0.7% ～ 1.0% 发生恶变，多为卵巢子宫内膜样癌或透明细胞癌。

2．恶变的危险因素　包括异位囊肿直径 ＞ 10cm，绝经后内异症复发，疼痛节律改变或加重，影像学检查显示有乳头，血流丰富，CA125 明显升高，＞ 200IU/ml 等。

3．一旦恶变，则按卵巢癌治疗。恶变者的预后多数较好，可能与患者较年轻及诊断时期别较早有关。

（薛　晴　周应芳）

子宫腺肌病

一、定 义

子宫肌层内存在内膜腺体和间质，在性激素的影响下发生出血、结缔组织增生、形成弥漫性或局灶性病变者，称子宫腺肌病。

二、病 因

◇ 子宫壁创伤和子宫内膜炎，使内膜侵入肌层。

◇ 血管或淋巴管播散、上皮化生。

◇ 与高雌激素刺激有关。

◇ 可能与遗传因素有关。

三、诊 断 要 点

1. 症状

◇ 痛经：约占 80%，多为继发性并伴进行性加重。

◇ 月经过多，经期延长。

◇ 不孕：约占 50%。

2. 盆腔检查　子宫多为均匀增大、较硬，占 80% ~ 90%。若 > 12 孕周，可能合并子宫肌瘤或腺肌瘤。

3. 辅助检查

◇ 超声检查：子宫增大，肌层增厚，回声不均，内膜线可弯曲、前移。

◇ MRI 检查：是最可靠的非创伤性诊断方法。

◇ 腹腔镜检查：子宫均匀增大，饱满呈球形，外观呈灰白或花斑样。

◇ 血 CA125：升高者占 80%。子宫越大，CA125 水平就越高。

四、治 疗

1. 期待疗法　适用于无症状及无生育要求者，可不治疗。

2. 药物治疗

◇ 适用于年轻有生育要求、近绝经期及症状不严重者。

◇ 口服避孕药和孕三烯酮等，痛经虽可缓解或消失，但停药后常很快复发。

◇ 宫内放置左炔诺孕酮缓释系统（曼月乐），对减少月经量和缓解痛经均有效。

◇ 采用 GnRHa 治疗 3 ~ 6 个月，可使子宫缩小，诱发闭经，痛经消失，但停药后仍会复发。

◇ 对不孕患者应行助孕治疗，之前可使用 GnRHa 4 ~ 6 个月。

3. 手术治疗

◇ 子宫切除术：适用于药物治疗无效、有长期剧烈痛经、年龄较大并且无生育要求者，可行腹腔镜全子宫切除术或阴式子宫切除。

◇ 子宫腺肌瘤挖除术：适用于年轻、要求保留生育功能者。若能将子宫腺肌瘤挖除干净，可明显改善症状，增加妊娠机会。对弥漫型子宫肌腺病行病灶大部切除术后妊娠率虽然较低，但仍有一定的治疗价值。术前可使用 GnRHa 3 个月，以缩小病灶利于手术。

◇ 子宫内膜去除术：适于月经过多的无生育要求患者。

◇ 介入治疗：主要指子宫动脉栓塞疗法（UAE）。近期效果明显，月经量减少约 50%，痛经缓解率达 90% 以上，子宫及病灶体积缩小显著，彩色超声检查显示子宫肌层及病灶内血流信号明显减少。远期痛经症状易复发。

◇ 聚焦超声消融治疗：对子宫腺肌病的痛经近期疗效明显，远期疗效尚待观察。

（周应芳）

子宫肌瘤

一、临床研究与生物学基础

◇ 子宫肌瘤多发生于生育年龄女性。

◇ 子宫肌瘤细胞中雌、孕激素受体含量均高于子宫肌组织。

◇ 雌、孕激素均可促使肌瘤生长。

◇ 对抗雌激素或孕激素治疗均可使子宫肌瘤体积缩小。

二、分　型

◇ 按肌瘤所在部位不同分为子宫体肌瘤（90%～96%）和子宫颈肌瘤（2.2%～8%），子宫颈及子宫体同时存在者占 1.8%。

◇ 根据肌瘤与子宫肌壁的关系分为：

①肌壁间肌瘤：60%～70%。

②浆膜下肌瘤：20%～30%。

③黏膜下肌瘤：10%。分为 0 型（带蒂）、Ⅰ型（大部分在宫腔，小部分在肌壁）和Ⅱ型（小部分在子宫腔，大部分在肌壁）。

三、手术指征

◇ 子宫大小超过孕 10 周。

◇ 肌瘤导致月经量过多而造成贫血。

◇ 肌瘤短期内迅速长大或怀疑恶变。

◇ 肌瘤导致压迫症状。

◇ 某些特殊部位的肌瘤，比如宫颈肌瘤等。

◇ 绝经后肌瘤仍继续长大。

四、手 术 方 式

◇ 肌瘤切除（剔除）术：适用于年纪较轻或有生育要求者。

◇ 子宫切除术：适用于年纪较大或不需要保留生育功能者。

五、性激素治疗的适应证

◇ 术前用药

①使肌瘤缩小，以利于肌瘤剔除或子宫切除手术操作。

②能诱发闭经，纠正贫血，减少术中出血，减少输血。

③增加阴式切除子宫或内镜下剔除肌瘤的可能性。

◇ 孕前用药：对于特殊部位不大的肌瘤影响受孕者，用药缩小肌瘤后可利于妊娠。一般停药后子宫可能会恢复至原来大小。

◇ 围绝经期或全身情况不能胜任手术者：使用药物缩小肌瘤，纠正贫血，诱导闭经，可望避免手术。

六、常用药物及治疗方案

◇ 雄激素：能对抗雌激素，使子宫内膜萎缩，增加平滑肌张力，减少出血，可使围绝经期患者提早绝经。

①丙酸睾酮：于月经前每2~3天肌内注射25~50mg，月经期每日肌内注射25~50mg，每月总量 < 300mg。

②甲睾酮：每日口含5mg，每月用20天，使用3~6个月，可控制出血和肌瘤增长。

③达那唑：为17α-乙炔睾酮衍生物，可抑制GnRH分泌。400~800mg/d，3~6个月，可减少出血，缩小肌瘤。

④孕三烯酮（内美通）：为19-去甲睾酮衍生物，有对抗雌、孕激素和抗性腺的作用。2.5mg，2次/周，口服3~6个月。本药可导致闭经、纠正贫血以及缩小肌瘤。阴道给药比口服效果好，不良反应少。

◇ 棉酚：开始口服20mg/d，1个月后可逐渐减量至每周20mg，连续4个月。通过抑制促性腺激素及性激素水平，导致闭经及纠正贫血，可缩小肌瘤。使用本药时应注意补钾。

◇ 米非司酮：为孕激素受体拮抗剂。自滤泡早期开始口服，10~12.5mg/d，连续3个月，可使肌瘤体积平均缩小40%以上，可导致闭经及纠正贫血。围绝经期如以止血、纠正贫血、而非缩小肌瘤为主要目的时，用量为5mg/d，3~6个月。

◇ GnRHa：8 ～ 12 周后肌瘤体积可缩小 45% ～ 60%，同时诱发闭经，纠正贫血。

不良反应为低雌激素现象，可反向添加小剂量雌激素，也可用 GnRHa 和莉芙敏（黑升麻提取物）联合，减少低雌激素引起的潮热和汗失等症状。

①戈那瑞林：100μg/d，或 3.75mg 每 4 周皮下注射，连续 3 ～ 6 个月。

②亮丙瑞林：每 4 周皮下注 3.75mg，3 ～ 6 个月。

③戈舍瑞林：每 4 周肌内注射 3.6mg，3 ～ 6 个月。

◇ 注意

①不是所有的子宫肌瘤都需要或适合性激素治疗。

②用药第 3 个月时缩小肌瘤的效果最明显，此后缩小的速度减慢，且效果存在明显的个体差异。

③一般停药 3 个月后肌瘤又恢复到治疗前的水平。

④不应将米非司酮当作止血药物使用。

⑤用药前需排除子宫内膜病变和肌瘤恶变。

七、肌瘤与妊娠

◇ 黏膜下肌瘤可阻碍受精卵着床或导致早期流产。

◇ 较大的肌壁间肌瘤也可因宫腔变形及机械性阻碍而易流产。

◇ 较大的肌瘤也可使胎位异常。

◇ 在孕期肌瘤可迅速增大或发生红色变性。

◇ 肌瘤可导致宫缩乏力、产道阻塞、产程延长及产后出血等。

◇ 如孕前发现肌瘤，是否需要先剔除应根据情况而定。对于黏膜下肌瘤，一般需要手术切除。关于孕前肌壁间肌瘤的手术指征尚无定论，有学者提出以4cm为界，但尚无循证医学证据。

（陆　叶）

绝经与激素治疗

一、定　义

◇ 绝经：指女性一生中最后一次月经的一年之后。

◇ 绝经过渡期：指从绝经前的生育期走向绝经的一段过渡时期，是从临床特征、内分泌学及生物学上开始出现绝经趋势（如月经周期紊乱等）直至最后一次月经的时期。进入绝经过渡期早期的标志是 40 岁以上的妇女在 10 个月之内发生两次相邻月经周期长度的变化 ≥ 7 天，进入绝经过渡期晚期的标志是月经周期长度超过原月经周期的 2 倍以上。

◇ 围绝经期：起点同绝经过渡期，终点为最后一次月经后 1 年。

◇ 卵巢功能早衰：40 岁以前绝经，伴 FSH 升高，称为早绝经或卵巢功能早衰。

◇ 围绝经期综合征：指围绝经期女性由于性激素减少出现的一系列症状，如血管运动障碍、精神神经症状、骨质疏松和泌尿生殖道萎缩等症状。

◇ HRT：现译作"激素补充治疗"，指对卵巢功能衰退的女性，在有适应证且无禁忌证的前提下，个体化给予低剂量的雌和（或）孕激素药物治疗，现多用"激素治疗"（hormone therapy，HT）或"绝经激素治疗"(menopause related hormone therapy，MHT）的说法。

◇ 窗口期：指适合进行治疗的时间段。在激素治疗领域中特指对绝经早期有症状的中年妇女进行激素治疗，会形成一个对骨骼、心血管和神经系统的长期保护作用的时间段。一般为绝经 10 年之内或 60 岁以前。对于仅以预防骨折为目的、既往未用过激素治疗且年龄 ≥ 60 岁的女性，不推荐开始使用激素治疗。

二、绝经后典型的内分泌变化

◇ FSH > 40IU/L，E_2 < 20pg/m1。

最佳抽血化验时间是自然月经的 2 ～ 4 天。若症状严重，不必等待自然月经，随时抽血。

1. 围绝经期初期，FSH 先有显著升高，E_2 呈大幅度波动。

2. 围绝经期晚期，FSH 升高，E_2 逐渐下降。

3. 绝经期 FSH 显著升高，E_2 显著下降。

三、围绝经期综合征

症状多种多样，严重程度各异（表 1），经常导致患者就诊于与各个症状可能相关的科室。

◇ 月经紊乱：约 10% 的围绝经期女性发生异常子宫出血。

◇ 血管舒缩症状：潮热和出汗。

◇ 精神神经症状：情绪烦躁、易激怒、焦虑、抑郁、失眠及记忆力减退。

◇ 泌尿系及生殖道症状：急迫性尿失禁、下尿路

表1 Kupperman评分表，用于评价围绝经期综合征的严重程度

症状	基本分*	0分	1分	2分	3分
潮热及出汗	4	无	<3次/天	3～9次/天	>9次/天
感觉障碍	2	无	偶有	中	重
失眠	2	无	偶有	经常，服安眠药有效	影响工作和学习
易激动	2	无	偶有	经常，能克制	经常，不能克制
抑郁及疑心	1	无	偶有	经常，能克制	失去生活信念
头晕	1	无	偶有	经常，不影响生活	影响生活
疲乏	1	无	偶有	上四楼困难	日常生活受限
肌肉和关节痛	1	无	偶有	经常，能忍受	功能障碍
头痛	1	无	偶有	经常，能忍受	需治疗
心悸	1	无	偶有	经常，不影响生活	需治疗
皮肤蚁走感	1	无	偶有	经常，能忍受	需治疗
阴道干涩	1	无	轻	中	重

*：指在轻、中、重度评分的基础上，分别乘因子4、2、1。
分数越高，则症状越重。症状评分=基本分×程度评分，总分=各症状评分之和。

刺激综合征（尿频和尿急，无泌尿系感染证据）；易反复发作泌尿系感染、膀胱炎及萎缩性阴道炎。

◇ 心血管系统症状：可有心悸和胸闷，易发生高血压和冠心病。

◇ 骨质疏松，易发生骨折。

◇ 皮肤变薄、干燥，皱纹增多、加深。

四、激素治疗流程

见图 1 至图 5。

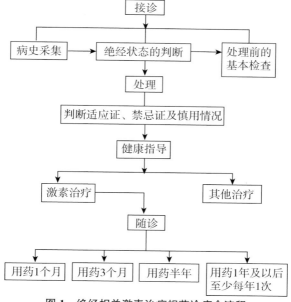

图 1　绝经相关激素治疗规范诊疗全流程

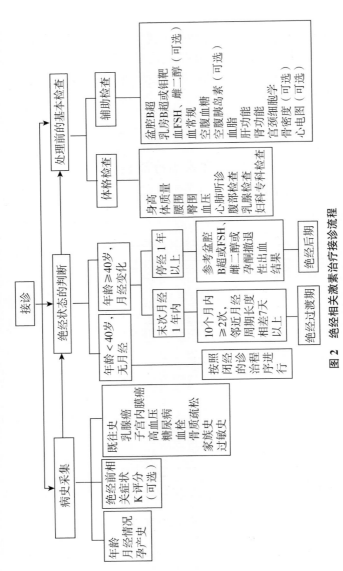

图 2 绝经相关激素治疗接诊流程

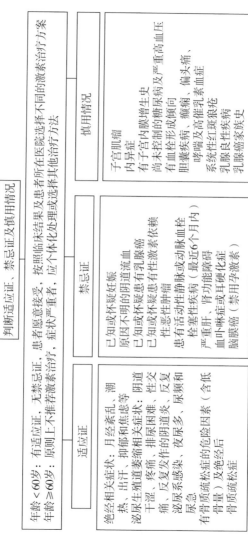

处理（一）

判断适应证、禁忌证及慎用情况

年龄<60岁：有适应证、无禁忌证、患者愿意接受，按照临床结果及患者所在医院选择不同的激素治疗方案

年龄≥60岁：原则上不推荐激素治疗，症状严重者，应个体化处理或选择其他治疗方法

适应证

绝经相关症状：月经紊乱、潮热、出汗、抑郁和焦虑患等

泌尿生殖道萎缩相关症状：阴道干涩、疼痛、排尿困难、性交痛、反复发作的阴道炎、泌尿系感染、夜尿多、尿频和尿急

有骨质疏松症的危险因素（含低骨量）及绝经后骨质疏松症

禁忌证

已知或疑似妊娠

原因不明的阴道流血

已知或疑似患有乳腺癌

已知或疑似患有性激素依赖性恶性肿瘤

患有活动性静脉或动脉血栓栓塞性疾病（最近6个月内）

严重肝、肾功能障碍

血卟啉症或耳硬化症

脑膜瘤（禁用孕激素）

慎用情况

子宫肌瘤

子宫内膜增生史

有子宫内膜增生史

尚未控制的糖尿病及严重高血压

有血栓形成倾向

胆囊疾病、癫痫、偏头痛、哮喘及高催乳素血症

系统性红斑狼疮

乳腺良性疾病

乳腺癌家族史

图 3 绝经相关激素治疗的适应证、禁忌证及慎用情况

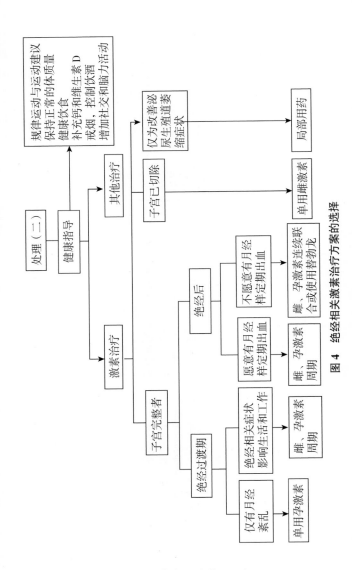

图 4 绝经相关激素治疗方案的选择

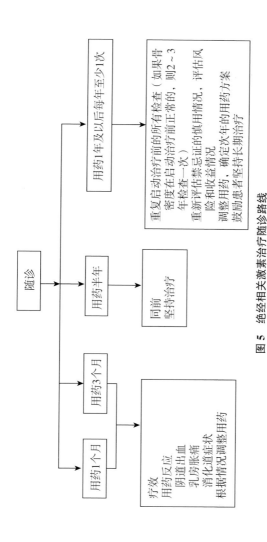

图 5 绝经相关激素治疗随诊路线

注：图1至图5引自：中华医学会妇产科学分会绝经组.绝经相关激素补充治疗的规范诊疗流程.中华妇产科杂志，2013，48：155-158.

五、激素治疗的药物选择

1. 激素治疗的途径

◇ 口服。

◇ 经皮肤吸收（霜、凝胶、皮贴及皮下埋植）。

◇ 经阴道使用（霜、胶囊、片剂、栓剂及环）。

2. 激素治疗的药物配伍方式

◇ 雌、孕激素连续序贯疗法：常以 28 天为一个治疗周期，前 14 ~ 16 天用雌激素，后 12 ~ 14 天用雌、孕激素，无停药期。此法适于绝经时间短（< 5 年）的女性，可能造成药物撤退性出血。

◇ 雌、孕激素周期序贯疗法：以 21 天为一个用药周期，前 11 天用雌激素，后 10 天加用孕激素，后 7 天停药。在停药间隙可造成药物撤退性出血，适用于围绝经期。注意药物撤退出血应该与患者的月经自身周期同步。

◇ 雌、孕激素连续联合疗法：每日给予雌激素和孕激素，且不间断，适用于绝经时间较长的病例。采用此法后阴道出血的比例较低。

◇ 单一雌激素治疗：仅适用于子宫切除的妇女。

◇ 单纯孕激素治疗：适用于绝经过渡期，调整功能性月经问题。

◇ 连续应用替勃龙：适用于绝经后不希望来月经的女性。

◇ 阴道局部雌激素的应用：仅为改善绝经后泌尿生殖道萎缩的相关症状。使用不经阴道黏膜吸收的雌激素，如雌三醇软膏、普罗雌烯阴道片和乳膏，理论上无须加用孕激素。开始时每日 1 次，连续使用 2 周，症状缓解后，每周 2 ～ 3 次。

3. 激素治疗的药物

◇ 雌激素：见表 2。

表2　雌激素药物

雌激素	商品名	用药途径	推荐剂量
17β- 雌二醇	诺坤复	片剂，口服	0.5 ～ 1mg/d
	得美素、妇舒宁	皮贴，经皮	25 ～ 50μg/d
	爱思妥凝胶	霜剂，经皮	0.5 ～ 1 个剂量尺
戊酸雌二醇	补佳乐	片剂，口服	0.5 ～ 1mg/d
尼尔雌醇	维尼安	片剂，口服	12mg/2w
雌三醇	欧维婷	软膏，经阴道	0.25 ～ 0.5mg/d
普罗雌烯	更宝芬	软膏或胶囊，经阴道	10mg/d

◇ 孕激素：见表 3。

表3　孕激素药物

孕激素	药名	推荐剂量
天然孕激素	微粒化黄体酮胶丸	100mg/d
	地屈孕酮	10 ～ 20 mg/d
合成孕激素	醋酸甲羟孕酮	2 ～ 10mg/d
	醋酸环丙孕酮	1mg/d

◇ 复方制剂

①雌、孕激素连续序贯制剂——雌二醇片／雌二醇地屈孕酮片复合包装（芬吗通）：28 片／盒，由 14 片雌二醇（每片 1mg 或 2mg）和 14 片雌二醇（每片 1mg 或 2mg）+ 地屈孕酮（每片 10mg）组成。

②雌、孕激素周期序贯制剂——戊酸雌二醇片／雌二醇环丙孕酮片复合包装（克龄蒙）：21 片／盒，11 片戊酸雌二醇（每片 2mg）和 10 片戊酸雌二醇（每片 2mg）+ 醋酸环丙孕酮（每片 1mg）组成。

③雌、孕激素连续联合制剂——雌二醇屈螺酮片（安今益）：28 片／盒，每片含雌二醇 1mg 和屈螺酮 2mg。

◇ 组织选择性雌激素活性调节剂：替勃龙（利维爱）：每片 2.5mg，兼有弱雌激素、强孕激素及弱雄激素的活性，建议每天剂量为 1.25 ～ 2.5mg。

六、非激素类药物的应用

对于尚不适合使用激素（如月经尚规律但有症状者）、不愿接受激素或存在禁忌证的女性，可选择其他非激素制剂。

1. 植物类药物　主要包括黑升麻异丙醇萃取物（莉芙敏）及升麻乙醇萃取物。莉芙敏：口服用药，每次 1 片，每日 2 次。研究表明对缓解绝经相关症状安全、有效。

2. 植物雌激素　大豆异黄酮的作用存在争议，尚需研究明确。

3. 中医药　中成药包括更年安及坤宝丸等，其他中医治疗包括按摩、理疗、药膳、针灸及耳穴贴压等也可缓解症状。

4. 其他 其他药物有选择性 5- 羟色胺再摄取抑制剂、选择性 5- 羟色胺和去甲肾上腺素双重再摄取抑制剂、可乐定、加巴喷丁等辅助和替代药物。但其效果和不良反应与激素治疗不同，现阶段尚不能作为激素治疗的替代方案。

（彭　超　白文佩）

骨质疏松症

一、概　念

　　骨质疏松症是一种以骨量低下，骨微结构破坏，导致骨脆性增加，易发生骨折为特征的全身性骨病。2001 年，美国国立卫生院提出骨质疏松症是以骨强度下降以及骨折风险性增加为特征的骨骼系统疾病。骨强度反映了骨骼的两个主要方面，即骨矿密度和骨质量。

二、诊断及治疗

　　1．病史
　　◇ 腰背疼痛。
　　◇ 身材变矮或出现驼背。
　　◇ 易发生骨折。
　　2．骨矿物质含量（BMC）或骨密度（BMD）测定
　　◇ 单光子吸收法。
　　◇ 双能 X 线吸收法。
　　◇ 定量计算机成像法。
　　◇ X 线检查法。
　　◇ 超声波测定法。
　　◇ 诊断标准：以双能 X 线吸收法为测定方法，推荐部位：腰椎 1—4、股骨颈。

①正常：BMC 或 BMD 低于健康、同性别、年轻人均值 1 个标准差（s）以内，T-Score（简称 T 值）≥-1.0。

②低骨量：BMC 或 BMD 较年轻人均值低 1.0 ~ 2.5s，-2.5 < T 值 <-1.0。

③骨质疏松症：BMC 或 BMD 较年轻人均值低 2.5s 以上，T 值 ≤-2.5。

④严重骨质疏松症（确定的骨质疏松症）：符合骨质疏松伴有一处或多处脆性骨折。

3．骨代谢生化指标

◇骨吸收指标：血清抗酒石酸酸性磷酸酶、尿钙、尿羟脯氨酸及尿胶原吡啶交联等。

◇骨形成指标：血清总碱性磷酸酶（ALP）、骨碱性磷酸酶、骨钙素及血清 I 型前胶原肽。

4．骨组织活体切片检查。

5．骨密度测定的临床指征　BMD 结果是诊断骨质疏松症的关键。BMD 与骨强度强相关，并且可以预测骨折风险。

美国骨质疏松基金会（NOF）推荐以下人群应测定 BMD：

◇女性 ≥ 65 岁，男性 ≥ 70 岁，无其他骨质疏松症的危险因素。

◇女性 < 65 岁，男性 < 70 岁，有一个或多个骨质疏松症的危险因素。

◇有脆性骨折史和（或）脆性骨折家族史的男、女成年人。

◇由各种原因引起的性激素水平低下的男、女成年人。

◇ X 线片显示已有骨质疏松症改变者。

◇ 接受骨质疏松治疗并进行疗效监测者。

◇ 有影响骨矿物质代谢的疾病和药物史。

6．骨质疏松症发生的高危因素

◇ 不可控因素

①绝经。

②老年（龄）。

③人种（白种人和黄种人患骨质疏松症的危险高于黑人）。

◇ 可控制因素

①低体重。

②性激素低下。

③吸烟。

④过度饮酒、咖啡及碳酸饮料。

⑤体力活动缺乏。

⑥低钙饮食或缺乏维生素 D（光照少或摄入少）。

⑦有影响骨代谢的疾病和应用影响骨代谢的药物。

7．骨质疏松症的预防

◇ 一级预防

①对象：无骨折但有骨质疏松症的危险因素，有骨量减少，$-2.5 < T$ 值 < -1.0。

②目的：避免发生第一次骨折。

◇ 二级预防

①对象：有骨质疏松症（T 值 $\leqslant -2.5$）或有骨折。

②目的：避免初次骨折或再次骨折。

8．骨质疏松症药物治疗的目标和种类

◇ 治疗目标：缓解症状，抑制骨吸收，增加骨量，降低骨折的发生。

◇ 抑制骨吸收药物：雌激素、活性维生素 D 衍生物、双磷酸盐、降钙素及选择性雌激素受体调节剂。

◇ 促进骨合成药物：氟化物、同化类固醇激素、孕激素、甲状旁腺激素、生长激素及骨生长因子等。

◇ 改善骨量的药物：活性维生素 D 衍生物、第二代及第三代双膦酸盐、选择性雌激素受体调节剂及甲状旁腺激素片段。

9．激素治疗对骨骼的作用

◇ 雌激素可增加肠钙吸收。

◇ 通常剂量的激素治疗可预防 90% 以上女性的骨丢失。

◇ 雌激素可降低髋骨骨折的 50% 及椎骨骨折的 60% ～ 80%。

◇ 雌激素治疗的对象

①骨质疏松症的高危人群。

②骨量测定提示骨量低下者。

10．骨质疏松症的非雌激素治疗

（1）钙剂：单纯补充钙剂不能预防绝经后骨质疏松症。

◇ 每日人体对钙的需求量：＜6 个月的婴儿为 360mg，6 ～ 12 个月为 540mg，1 ～ 10 岁儿童为 800mg，成人为 800mg，孕妇和乳母为 1200 ～ 1600mg，绝经前女性为 1000mg，绝经后女性（不服雌激素）和老年女性为 1500mg。

（2）维生素 D 类：维生素 D 为 400IU/d，阿法 D_3 为 0.5 ～ 1μg/d，骨化三醇（钙三醇）为 0.25 ～ 0.5μg/d。

（3）选择性雌激素受体调节剂：雷洛昔芬 60mg/d。

（4）双膦酸盐类

◇ 阿仑膦酸盐（福善美、安仑、固邦）：每周 1 次，1 次 1 片 70mg；或每天 1 次，1 次 1 片 10mg。

◇ 唑来膦酸注射液（密固达）：推荐剂量为一次静脉滴注 5mg，每年一次。

（5）降钙素及其合成衍生物：建议短期（不超过 3 个月）应用。

◇ 鲑鱼降钙素（密钙息）

① 50 ～ 100IU 皮下或肌内注射，隔日 1 次；维持量为 50 ～ 100IU，隔 2 天 1 次。

② 鼻喷雾剂：100 ～ 200IU，隔日睡前左、右鼻孔各喷 2 或 4 次；维持量为 100 ～ 200IU，隔 2 日睡前左、右鼻孔各喷 2 次或 4 次。

◇ 依降钙素注射液（益钙宁）：肌内注射，每周 2 次，每次 10 单位益钙宁（1 支），剂量应随症状适宜增减。

11．骨质疏松症的非药物治疗

◇ 加强营养，合理膳食。

◇ 禁烟限酒。

◇ 运动锻炼：行走、慢跑及蹬车运动等。

◇ 日光照射：增加皮肤合成维生素 D，促使小肠对钙的吸收。

（彭　超）

围绝经期盆底功能障碍性疾病

一、绝经后泌尿生殖道的病理改变

◇ 肾功能降低：肾血流量↓，肾小球滤过率↓，肾小管排泄↓，肾小管再吸收↓。

◇ 膀胱改变：膀胱外结缔组织↓，膀胱颈周围弹性纤维↓，尿道黏膜及黏膜下组织厚度↓，膀胱容量↓，残余尿↑，逼尿肌不稳定↑，尿流率减少。

◇ 生殖道改变：阴道黏膜变薄，支撑阴道的结缔组织老化、变薄。

二、绝经后常见的泌尿道疾病

（一）尿失禁

1. 压力性尿失禁　指在没有逼尿肌收缩的情况下，由于腹内压的增加（如咳嗽、喷嚏、大笑及运动时）导致尿液不自主地漏出，并影响患者的生活。

◇ 主观分度

①轻度：漏尿发生在咳嗽、打喷嚏和大笑时，每周发生 2 次以上。

②中度：漏尿发生在突然运动、快速行走及跳跃时。

③重度：在站立时发生持续性漏尿。

◇客观分度

①无尿失禁：1h 尿垫试验遗尿量为 0 ~ 1g。

②轻度：1h 尿垫试验遗尿量为 1 ~ 10g。

③中度：1h 尿垫试验遗尿量为 10 ~ 30g。

④重度：1h 尿垫试验遗尿量为 30 ~ 50g。

⑤大量：1h 尿垫试验遗尿量为 > 50g。

◇压力性尿失禁的非手术治疗

①行为治疗：保持良好的生活习惯及减重等。

②盆底肌肉锻炼：即 Kegel 运动，锻炼耻尾肌，增加尿道阻力，避免臀大肌及腹肌收缩，专注于阴道及肛门周围肌肉的收缩，每天练习 15min，每天 3 次，6 ~ 8 周为一疗程。

③生物反馈＋盆底电刺激（或盆底磁刺激）治疗：需要专门的机器进行，一般每周 2 次，6 ~ 8 周为一疗程。

④药物治疗：α- 肾上腺素能激动剂米多君（管通）2.5mg tid，不推荐长期服用。

雌激素疗法：雌激素软膏阴道局部使用，可缓解10% ~ 30% 的压力性尿失禁。

◇压力性尿失禁的手术治疗

①耻骨后尿道悬吊术（Burch 耻骨后尿道悬吊术）。

②尿道中段悬吊术。

③尿道旁注射术。

2. 急迫性尿失禁

◇当有强烈的尿意，又不能由意志控制，尿液经尿道流出者，称为急迫性尿失禁。

◇ 病因不明，可能与膀胱神经病变有关。

◇ 治疗方法

①行为治疗：刻意延长排尿间隔时间。

②药物治疗（同膀胱过度活动症）。

③盆底肌肉训练。

④生物反馈及电刺激治疗。

⑤膀胱内注射及膀胱灌注等。

⑥骶神经调节等。

3．混和性尿失禁

◇ 指压力性尿失禁和急迫性尿失禁同时存在。

◇ 通过尿动力学检查明确诊断。

◇ 急迫性尿失禁的症状治疗同单纯急迫性尿失禁（以药物治疗为主）；压力性尿失禁中度以上者以手术治疗为主。

（二）膀胱过度活动症

1．定义　为以尿急症状为特征的症候群，有尿急、尿频，可伴或不伴有急迫性尿失禁。尿动力学检查可表现为逼尿肌过度活动，或其他形式的尿道及膀胱功能障碍。

◇ 尿急：为突发、强烈的排尿欲望，很难被主观抑制而延迟排尿。

◇ 尿频：排尿次数过于频繁，日间 ≥ 8 次，夜间 ≥ 2 次，每次尿量 < 200ml。

◇ 夜尿：因尿意而排尿 ≥ 2 次 / 夜。

2．可能的病因　逼尿肌不稳定、膀胱感觉过敏、尿道及盆底肌功能异常、精神行为异常及激素代谢失调。

3. 治疗　同急迫性尿失禁。

◇ 行为治疗：延迟排尿，定时排尿；打断恶性循环，降低膀胱敏感性。

◇ 盆底肌肉训练。

◇ 生物反馈和电刺激治疗。

◇ 药物治疗。

①高选择性 M_3 受体拮抗剂：酒石酸托特罗（舍尼亭）2mg bid 或 4mg qd（缓释片），琥珀酸索利那新（卫喜康）5mg qd 或 bid。

②雌激素的应用（阴道用雌激素）可缓解部分患者的症状。

③必要时加用地西泮（安定）等药物促进睡眠。

◇ 可选择的治疗：膀胱灌注及骶神经调节等方法。

（三）泌尿道感染

1. 分类

◇ 按解剖学部位，可分为下尿路感染（膀胱炎和尿道炎）和上尿路感染（肾盂肾炎）。

◇ 按病程长短可分为急性和慢性。

2. 诊断

◇ 女性急性非复杂性泌尿道感染：尿培养细菌数 $\geqslant 10^3$ cfu/ml。

◇ 复杂性泌尿道感染（合并泌尿道解剖或功能异常）：尿培养细菌数 $\geqslant 10^5$ cfu/ml。

3．治疗原则

◇ 对反复泌尿道感染的绝经后患者，建议加用雌激素软膏阴道局部使用。

◇ 如无尿路症状，尿培养阴性，无须特殊治疗，1 个月后复查。

◇ 如尿培养显示为真性细菌尿，则患者可能患有隐匿性肾盂肾炎，应给予敏感的抗菌药物治疗 2 周。

◇ 如仍有下尿路症状，尿培养仍为真性细菌尿及再发性肾盂肾炎，则按肾盂肾炎常规治疗。

◇ 急性膀胱炎的治疗：大量饮水，热水坐浴，以及服用抗生素治疗等。

（四）尿道肉阜

◇ 又称尿道肉芽肿或血管性息肉。

◇ 病因可能与局部慢性刺激或尿道梗阻等使排尿过度用力有关，可能与雌激素缺乏有关。

◇ 可无症状，也可有尿道口不适及出血等。

◇ 对于有症状者，可用雌激素软膏阴道局部治疗。

◇ 采用雌激素软膏阴道局部治疗无效者可采用激光、冷冻或手术治疗。

三、盆腔器官脱垂

盆腔器官脱垂指由于盆底支持结构的损伤和功能障碍，使盆腔脏器沿着阴道下降。

（一）病因

◇ 妊娠和分娩造成的损伤。

◇ 遗传因素。

◇ 衰老及老化。

◇ 性激素水平异常。

◇ 机械性腹压增加。

◇ 医源性因素。

◇ 营养性因素。

◇ 肥胖。

（二）症状

轻度患者可无症状。

中重度可引起异物感、下坠感、腰骶部不适、摩擦感、摩擦出血及分泌物增多，可伴尿频、尿急、排尿困难、尿潴留、泌尿系感染、压力性尿失禁或者排便困难、手助排便等。

（三）分度

目前最广泛应用的是 POP-Q 分期法。

POP-Q 以处女膜为参照点（0 点），以阴道前壁、后壁和顶部的六个指示点（前壁：Aa、Ba；后壁：Ap、Bp；顶部：C、D 点）与处女膜之间的距离来描述器官脱垂的程度。指示点位于处女膜缘内侧记为负数，位于处女膜缘外侧记为正数。另外，还有三个衡量指标：①生殖道裂孔（genital hiatus，gh）：自尿道外口的中点至阴唇后联合之间的距离。②会阴体（perineal body，pb）：以阴唇后联合到肛门中点的距离。③阴道总长度（total vaginal length，TVL）：将阴道顶端复位后的阴道深度。除了阴道总长度外，其他指标以用力屏气时为标准。

六个指示点：①阴道 Aa 点：位于阴道前壁中线，距尿道外口 3cm 处，相当于尿道膀胱皱褶处。②阴道前壁 Ba 点：自阴道前穹顶端与 Aa 点之间的阴道前壁上段的脱垂最低点。③阴道后壁 Ap 点：位于阴道后壁中线，距处女膜缘 3cm 处。④阴道后壁 Bp 点：指阴道后穹顶端与 Ap 点之间阴道后壁脱垂的最低点。⑤子宫颈或阴道顶端 C 点：指子宫颈外口最远处或子宫切除者的阴道残端。⑥阴道顶端 D 点：为有子宫颈的女性的后穹顶端，相当于宫骶韧带附着于子宫颈水平处。对子宫切除后无子宫颈者，可不测量 D 点（表 1、表 2 及图 1）。

表1　POP-Q分类法指示点及范围

参照点	解剖描述	定位范围(cm)
Aa	阴道前壁中线，距尿道外口 3cm 处。此指示点相当于尿道膀胱皱褶处，与处女膜的关系可为 –3cm 至 3cm，即处女膜上 3cm 至处女膜下 3cm 的范围。	–3 ～ +3cm
Ba	自阴道前穹顶端至 Aa 点的阴道前壁上段的脱垂最低点。在无盆腔器官脱垂的情况下，规定 Ba 点位于处女膜上 3cm 处；在阴道前壁完全脱垂时，Ba 点即阴道前穹顶端。	–3cm ～ +tvl

参照点	解剖描述	定位范围（cm）
Ap	位于阴道后壁中线，距处女膜 3cm 处。此指示点与处女膜的关系可为 −3cm 至 +3cm，即处女膜上 3cm 至处女膜下 3cm 的范围。	−3 ~ +3cm
Bp	指阴道后穹顶端与 Ap 点之间阴道后壁脱垂的最低点。在无盆腔器官脱垂的情况下，规定 Bp 点位于处女膜上 3cm 处；在阴道后壁完全脱垂时，Bp 点即阴道后穹顶端。	−3cm ~ +tvl
C	子宫颈上脱垂最为明显的点或子宫全切除术后阴道断端的前边缘。	−tvl ~ +tvl
D	为有子宫颈女性的后穹顶端，子宫骶骨韧带附着于宫颈后壁水平。当子宫颈缺如时，可不测量 D 点。C 点的位置即可代表阴道穹窿的位置。	−tvl ~ +tvl
gh	自尿道外口的中点至处女膜后缘的长度。	4 ~ 6cm
pb	自处女膜的后缘至肛门口中点的长度。	2 ~ 4cm
tvl	当 C 点或 D 点处于完全正常位置时阴道的最大深度。发生盆腔器官脱垂时，可将子宫或阴道穹窿恢复到正常位置，这时测量阴道全长的最大深度。	10 ~ 12cm

表2　POP-Q分类法分期标准

分期	标准
0	没有脱垂，Aa、Ap、Ba、Bp 都是 −3cm，C 点在 −tvl 和 −（tvl−2）cm 之间
I	脱垂最远处在处女膜内，距离处女膜 −3 ～ −1cm（不包括 −1cm）
II	脱垂最远处距处女膜边缘 −1 ～ +1cm
III	脱垂最远处在处女膜外，距处女膜边缘 +1 ～ +（tvl−2）cm
IV	下生殖道完全或几乎完全外翻，脱垂最远处≥ +（tvl−2）cm

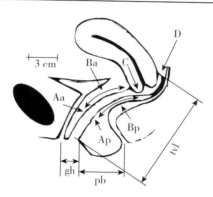

图1　POP-Q 分期示意图

（四）治疗

1. 保守治疗　POP-Q 分期 I ～ II 期，且无明显症状者（特别是脱垂位于处女膜以上者）。

◇ 盆底肌肉训练。

◇ 生物反馈＋电刺激治疗。

◇ 子宫托治疗。

◇ 雌激素治疗：阴道用雌激素（雌三醇软膏），每次 0.5g，每周 2 次阴道用，较为安全。

◇ 支持治疗：去除病因及减肥等。

2．手术治疗。

（陆 叶 杨 欣）

异位妊娠

受精卵种植在子宫体腔以外的部位称异位妊娠，发生率约为 2%（美国 2000 年数据），其中 95% 为输卵管妊娠。本节主要阐述输卵管妊娠。

一、高危因素

◇ 输卵管损伤（炎症或手术等）。

◇ 吸烟。

◇ 体外受精：在人工生殖技术妊娠中异位妊娠占 4% ~ 10%。

二、诊　断

◇ 当典型的停经、腹痛、阴道流血及 B 超检查提示宫内未见孕囊，宫外附件区见包块或胎心搏动，或已经出现活动性腹腔内出血征象时，诊断不困难。

◇ 若临床症状和体征不典型时，需动态监测血 HCG 和孕酮，并行超声检查和清宫术来帮助明确诊断。

① 血 HCG：在正常宫内妊娠血 HCG 约 1.7 天增加 1 倍，在异位妊娠血 HCG 水平偏低且上升的幅度低。

② 血清孕酮值：正常宫内妊娠血清孕酮 > 20ng/ml，异位妊娠一般不会超过 15ng/ml。

③ 超声检查：若为宫内孕，一般血 HCG 在

2000IU/L 以上，阴道超声可探及宫腔内胎囊样回声（经阴道超声）。必要时进行超声动态监测。

④清宫术：对清宫术清出的组织需仔细检查是否有绒毛，并送病理检查。清宫术后监测血 HCG 的变化可帮助明确诊断。如清宫后 24h 血 HCG 下降超过 50%，则宫内孕的可能性较大。

三、治　疗

1．期待治疗　如无临床症状或临床症状轻微，异位妊娠包块直径 < 30mm，无胎心搏动，无腹腔内出血或估计内出血 < 100ml，血 β-HCG < 1000IU/L 并持续下降，则每周来院复查血 β-HCG。期间如腹痛加重，应随时就诊。

2．药物治疗

◇ 适应证

①对于能够随访或具有以下所有情况者，可采用全身的甲氨蝶呤（MTX）作为一线治疗：无明显的疼痛；未破裂的异位妊娠，包块直径 < 35mm，无胎心；血 HCG 浓度 < 1500IU/L，临床排除宫内孕。

②对于血 HCG 在 1500 ～ 5000IU/L，并满足以下全部条件者，可选择 MTX 或手术治疗：无明显腹痛；未破裂的异位妊娠，包块直径 < 35mm，无胎心；临床排除宫内孕。

◇ 药物治疗方法（需密切注意药物的不良反应并与患者充分沟通）

① MTX：50mg/m² （体表面积），单次肌内注射，注射后 4 ～ 7 天复查血 HCG。若下降超过 15% 则为

有效。若无效，必要时可在 1 周后采用相同的方法再注射一次。若仍无效，则建议手术。

② MTX：0.4mg（kg·d）×5d 肌内注射，必要时，间隔 1 周开始第二个疗程。

③ MTX-CF：第 1、3、5、7 天用 MTX1mg/kg 肌内注射或静脉推注，第 2、4、6、8 天用四氢叶酸解毒，剂量为 0.1mg/kg，肌内注射。

④其他药物：米非司酮 25mg bid×3d，或采用中药治疗。

3．手术治疗 明显的疼痛，附件包块直径 ≥ 35mm，超声下在子宫外可见胎心，血 HCG 水平 ≥ 5000IU/L 以及腹腔内活动性出血者，手术治疗为一线选择。

◇ 保守性手术：适用于有生育要求的年轻女性，特别是对侧输卵管已经切除或有明显病变者。

◇ 输卵管切除术：一般采用此术式，尤其适用于内出血并休克者。循证医学证据说明，在对侧输卵管外观正常的前提下，行输卵管切除或保守性手术术后的妊娠率无显著性差异。

（陆　叶）

剖宫产瘢痕妊娠

剖宫产瘢痕妊娠（CSP）是指孕卵种植于剖宫产后子宫瘢痕处的妊娠，是一种特殊的异位妊娠。CSP继续妊娠至中晚期，可发生胎盘植入、子宫破裂及腹腔妊娠等严重并发症，危及患者生命。

一、CSP 的临床分型

1．内生型　胚囊种植在前次剖宫产切口的瘢痕处，但整体朝向宫腔生长，有继续妊娠的可能，但常常至中晚期发生胎盘植入及严重出血等。

2．外生型　胚囊完全种植在瘢痕缺损处并朝向膀胱及腹腔生长，孕早期即发生出血甚至子宫破裂，危险性极大。

二、诊　断

剖宫产瘢痕妊娠的临床表现因胚囊种植深浅和胚胎发育情况而不同，无明显的特异性。超声检查是主要的诊断依据。

1．有剖宫产史，与剖宫产术后年限无关。

2．早孕反应，少数为轻微腹痛。

3．阴道出血　约一半患者有阴道出血，形式有：

◇ 停经后阴道出血，为淋漓不断或大量出血。

◇ 人工流产术中或术后出血。

◇ 药物流产后出血或药流不全清宫时大出血。

4．大多数无特殊体征，个别在妇科检查时发现子宫峡部膨大。

5．超声检查是确诊 CSP 的简便、可靠的手段，经阴道超声（TVS）与经腹部超声（TAS）联合检查可更全面地了解病情。显像特点为：

◇ 子宫腔与子宫颈管内未见胚囊，可见内膜线。

◇ 子宫峡部前壁瘢痕处见胚囊附着或不均质团块。

◇ 瘢痕处肌层连续性中断，或肌层变薄，与膀胱间隔变窄。

◇ 彩色多普勒血流显像显示胚囊或不均质团块周围可见高速低阻血流信号，阻力指数（RI）一般小于 0.4～0.5。彩色多普勒血流成像与 B 超显像配合有助于明确诊断并指导治疗。

6．血 β-HCG 测定　有助于妊娠的诊断，但无助于剖宫产瘢痕妊娠的诊断，主要用于指导治疗方法的选择和监测治疗效果。

7．三维超声、MRI 与腹腔镜仅在特殊疑难病例中应用。

8．需要与子宫峡部妊娠、宫颈妊娠、宫内妊娠的难免流产、不全流产和滋养细胞疾病鉴别。

三、治　疗

治疗目标为终止妊娠，去除病灶，以及保障患者的安全。治疗原则为尽早发现，尽早治疗，减少并发症，避免期待治疗和盲目刮宫。

1．子宫动脉栓塞后清宫术　子宫动脉栓塞术后

3日内在B超的监视下行清宫手术。刮宫前再次通过超声检查了解胚囊着床处的血流情况，术中尽量清除胚囊绒毛。子宫动脉栓塞术可以与甲氨蝶呤联合应用，以加强治疗效果。

2. B超监视下清宫术　在孕7周内，对胚囊较小、绒毛种植较浅、局部血流不丰富的剖宫产瘢痕妊娠可采用。手术应在具有输血和急诊开腹手术条件的医院进行。术前应备血，以及局部压迫止血预案，如宫腔纱布填塞、Foley尿管（18F）水囊局部压迫和子宫动脉栓塞术等。

3. 甲氨蝶呤治疗后清宫术　甲氨蝶呤适合一般情况良好，孕龄＜8周，B超提示胚囊与膀胱壁间的子宫肌层厚度＜2 mm，血清β-HCG＜5000IU /L患者。经甲氨蝶呤保守治疗后，血β-HCG下降至正常后在B超的监护下行清宫术，以缩短治疗时间，减少大出血的风险。甲氨蝶呤的给药方式为：①全身给药：按体表面积如50mg/m²，单次肌内注射。每周重复一次，血β-HCG下降大于50%，停药观察。②局部应用：剂量为5～50mg不等，以16～20号穿刺针行囊内或包块内注射。

4. 腹腔镜或开腹子宫局部切开取囊及缝合术　在直视下取出胚囊，直接缝合伤口或将原瘢痕切除后重新缝合。对于已在局部形成较大包块及血管丰富的患者，可在子宫动脉栓塞术后手术。

5. 局部穿刺　以16～18号穿刺针穿刺胚囊，可以单纯吸取囊液，不用其他药物治疗；或直接针刺胎心搏动处，也可注入适量的氯化钾，促使胚胎停止发育。此法更适用于同时合并宫内孕且要求继续妊娠者。

6. 子宫次全切除或全子宫切除　这种方法仅在因短时间内大出血，为挽救患者的生命，限于条件，无其他办法可行时而采取的紧急措施。

四、随　访

定期随访超声和血清 β-HCG，直至 β-HCG 正常，局部包块消失。对于有生育要求的女性，建议治愈半年后再次妊娠。对于无生育要求的女性，推荐使用复方口服避孕药或宫内避孕器作为避孕方法。有剖宫产史妊娠女性的诊测流程见图 1。

申请彩色超声检查时，注明有剖宫产史，需了解胚囊或胎盘的附着部位，与剖宫产瘢痕的关系

↓

怀疑剖宫产瘢痕妊娠者，立即收入院治疗。无诊治条件者，在充分告知病情后转诊至上级医院

↓

组织临床医生和超声医生会诊，明确诊断。困难者可行三维超声和 MRI 等检查

↓

向患者充分告知病情和各种治疗方案的效果及风险，共同商讨确定治疗方案

图 1　有剖宫产史妊娠女性的诊治流程

（于晓兰）

女性不孕症

一、定　义

1．不孕症　指育龄女性性生活规律且未采取任何避孕措施至少 1 年而未能怀孕者。不孕症分原发不孕和继发不孕。原发不孕是指女性从未有过妊娠，继发不孕是指女性曾经有过妊娠。通常大约有 85% 的夫妇可在 1 年内获得自然妊娠。

2．女性的生育潜能在 35 岁以后明显下降。2014 年，美国妇产科协会和美国生殖医学协会发表了关于"女性年龄相关的生育力减退共识"。共识指出：① 35 ～ 40 岁女性若已试孕 6 个月未妊娠者，可进行不孕症因素评估。② 40 岁以上女性则可立即进行不孕症因素评估。

3．自然受孕率见表 1。

表1　暴露时间与妊娠率的关系

暴露时间	妊娠率（%）
3 个月	57
6 个月	72
12 个月	85
24 个月	93

二、病　因

男女双方原因各占 50%。

1．女性方面　最常见的原因为排卵障碍和输卵管因素。

◇ 排卵障碍：占不孕原因的 27%。

◇ 输卵管因素：占不孕原因的 22%，由于输卵管阻塞、扭曲和粘连导致不能正常地运输配子和受精卵。

◇ 子宫因素：有先天性子宫缺如或发育异常、子宫内膜结核、宫腔粘连、黏膜下肌瘤和内膜息肉等。

◇ 子宫颈或阴道因素：因炎症、损伤或发育异常，影响性交或不利于精子通过。

◇ 子宫内膜异位症。

◇ 免疫因素。

2．男性方面　详见男性不育章节。

3．男女双方因素

◇ 缺乏性生活的基本知识。

◇ 盼子心切或精神过度紧张。

◇ 免疫因素，存在同种免疫或自身免疫。

三、检查步骤与诊断

1．病史

◇ 一般情况：夫妇双方健康状况、性生活情况、不孕时间的长短、既往疾病史及手术史。有盆腔手术史和盆腔炎症史者注意了解输卵管的状况。

◇ 月经与妊娠分娩史：有无月经失调，前次妊娠的过程、结局及分娩方式等。

◇ 既往针对不孕症所做的检查和治疗。

2．体格检查

◇ 全身体检：第二性征的发育、毛发分布、体重指数、有无溢乳、甲状腺检查、血压及脉搏。

◇ 妇科检查：外生殖器发育，阴道是否通畅，有无严重的宫颈炎，子宫及卵巢的大小，有无畸形和肿瘤，后穹隆有无触痛结节。

◇ 男方检查：详见男性不育章节。

3．特殊检查

◇ 男方精液分析。

◇ 女方卵巢功能及排卵检查

①基础体温测定（是否呈双相）。

②子宫颈黏液检查（排卵期拉丝度）。

③子宫内膜检查（厚薄与形态）。

④性激素测定。

⑤B超监测卵泡发育（需多次、连续观察卵泡的数量和大小，有无成熟及排卵迹象，内膜发育是否同步）。

◇ 输卵管通畅试验（通液或造影）。

◇ 必要时采用宫腔镜检查（详见宫腔镜章节）。

◇ 必要时采用腹腔镜检查（详见腹腔镜章节）。

◇ 免疫学检查（参考反复性流产章节）。

四、治 疗

1．一般治疗

◇ 进行心理咨询及性知识指导。

◇ 治疗生殖道先天异常：处女膜异常、阴道隔膜及瘢痕狭窄的手术治疗。

◇ 治疗生殖道局部疾病：对严重宫颈炎、息肉及黏膜下肌瘤等分别治疗。

◇ 治疗输卵管阻塞或通而不畅：有输卵管造口术、输卵管成形术、输卵管周围粘连松解术及输卵管导丝疏通术等。

2．诱发排卵与黄体支持治疗

◇ 氯米芬（CC）促排卵：于月经或撤血第3—5天始，口服 CC 50 ~ 150mg/d，共5天。停药3天内开始阴道超声监测卵泡和子宫内膜。对 150mg/d 治疗无反应者，视为氯米芬抵抗，建议更换促排卵药物。优势卵泡直径 ≥ 18 ~ 20mm 时，注射 HCG 5000 ~ 10 000IU。如果出现内膜薄，可在优势卵泡直径达到 14mm 以上时，每日口服雌激素（戊酸雌二醇或 17β- 雌二醇）1 ~ 4mg/d 至注射 HCG 日。

◇ 来曲唑：于月经第3—5天开始，口服 2.5 ~ 7.5mg/d，共5天，停药第2—3天开始监测，HCG 注射时间同上。

◇ 促性腺激素促排卵

① Gn：从月经第3天始，每日肌内注射 Gn 37.5 ~ 150IU。采用阴道超声监测卵泡发育，HCG 注射时间同前。

② 氯米芬 +Gn：月经第3—5天始，每日口服 CC 50 ~ 100mg，共5天，接着每日肌内注射 HMG 75 ~ 150IU，监测排卵，HCG 注射时间同前。

◇ 促性腺激素释放激素（GnRH）：为自动调节泵脉冲式给药法，昂贵，较少用。

◇ 黄体支持治疗：

① HCG 疗法：于排卵后肌内注射 HCG 2000IU，每周 2 次。

② 孕酮疗法：于排卵后每天给予孕酮注射液 10 ~ 20mg 肌内注射。如未发生妊娠，停药后月经来潮。还可以选择地屈孕酮 10mg bid 口服或孕酮阴道凝胶 90mg qd 阴道给药。

3．辅助生殖技术（详见辅助生殖技术章节）

◇ 宫腔内人工授精。

◇ 体外受精 - 胚胎移植（IVF-ET，俗称试管婴儿）。

◇ 单精子卵浆内注射。

◇ 植入前遗传学诊断：在 IVF-ET 中，用显微操作的方法，对植入前的胚胎进行遗传学诊断。进行植入前遗传学诊断的胚胎活检类型包括极体活检、卵裂球活检和囊胚活检，对优生优育具有重要意义。

（徐　阳　张阳阳）

男性不育症

一、定　义

世界卫生组织（WHO）规定，夫妇未采用任何避孕措施同居生活 1 年以上，由于男方因素造成女方不孕者，称为男性不育症。

二、病　因

根据干扰或影响生殖环节的不同，可分为睾丸前、睾丸和睾丸后三个环节，但是仍有很多患者找不到原因（临床上称特发性男性不育）。

1. 睾丸前因素

◇ 下丘脑疾病，如 Kallman 综合征

◇ 垂体疾病

①垂体功能不足

②高催乳素血症

◇ 内源性或外源性激素异常

①雌激素和（或）雄激素过多

②糖皮质激素过多

③甲状腺功能亢进或减退

2. 睾丸性因素

（1）先天性异常

◇ 染色体或基因异常。

① Klinefelter 综合征：又称为先天性睾丸发育不全症，特点是睾丸小和无精子等。

② XX 男性综合征：又称性倒错综合征。

③ XYY 综合征。

④ Noonan 综合征。

⑤ Y 染色体微缺失

⑥男性特纳综合征

◇ 隐睾。

◇ 雄激素功能障碍，主要为雄激素不敏感综合征以及外周雄激素抵抗。

◇ 其他比较少见的综合征有强直性肌营养不良、无睾症及唯支持细胞综合征等。

（2）生殖腺毒素

（3）全身性疾病：全身性疾病导致不育常是多因素综合作用的结果，常引起不育的系统性疾病有肾衰竭、肝硬化、肝功能不全及镰状细胞贫血等。

（4）感染（睾丸炎）

（5）睾丸创伤和手术

3. 睾丸后因素

（1）输精管道梗阻

◇ 先天性梗阻：可发生于输精管道的任何部位，从睾丸网、附睾及输精管直到射精管开口。

◇ 获得性梗阻：主要是因生殖系统感染、输精管结扎术及腹股沟区的手术意外损伤输精管。此外，疝修补中应用补片后出现输精管周围的炎症反应可导致输精管阻塞。

◇ 功能性梗阻：干扰输精管和膀胱颈部神经传导

的任何因素都可导致不射精或逆行性射精，常见的原因有神经损伤和服用某些药物后。

（2）精子功能或运动障碍

（3）免疫性不育

（4）感染

（5）性交或射精功能障碍

三、诊　断

1．病史

（1）主诉及现病史情况

◇ 男性不育症的主诉多数是：结婚后（同居）×年，未避孕 ×× 年（月）未育。

◇ 婚育史。

◇ 性生活史。

◇ 生育力检测及治疗史。

（2）既往史。

（3）家族史及遗传性疾病史。

（4）过敏史及手术外伤史。

（5）配偶病史。

2．体格检查

◇ 对男性体检时应在温暖的房间内进行，暴露良好，并注意保护患者隐私。

◇ 全身检查：重点应注意体型及第二性征。

◇ 生殖系统的检查。

◇ 直肠指诊。

3．辅助检查

（1）常规项目：根据病史和体格检查等情况，选择以下辅助检查：

◇ 精液分析：进行精液分析时优先考虑精子总数，因为精子总数优于精子浓度。有效精子总数的数量计算公式为：精液体积 × 密度 ×PR%（PR 指前向的活力，progressive motility）。一般在精液离心回收中有一定损耗，故精子总数 ×0.7 所得的数值大概即为有效精子总数。精液特性的参考值下限见表 1。

表1 精液特性的参考值下限

参数	参考值下限
精液体积（ml）	1.5（1.4 ～ 1.7）
精子总数（一次射精，10^6）	39（33 ～ 46）
精子浓度（10^6/ml）	15（12 ～ 16）
总活力（PR+NP，%）	40（38 ～ 42）
前向运动（PR，%）	32（31 ～ 34）
存活率（活精子，%）	58（55 ～ 63）
精子形态学（正常形态，%）	4（3.0 ～ 4.0）
其他共识临界点	
pH	≥ 7.2
过氧化物酶阳性白细胞（10^6/ml）	＜ 1.0
MAR 试验（与颗粒结合的活动精子，%）	＜ 50
免疫珠试验（与免疫珠结合的活动精子，%）	＜ 50
精浆锌（一次射精，μmol）	≥ 2.4
精浆果糖（一次射精，μmol）	≥ 13
精浆中性葡萄糖苷酶（一次射精，mU）	≥ 20

（第 5 百分位数，95% 可信区间）根据《WHO 人类精液及精子 - 宫颈黏液相互作用实验室检验手册》第 5 版
注：NP，非前向的活力；MAR，混合抗球蛋白反应。

◇ 生殖系统超声。

（2）推荐项目

◇ 抗精子抗体检测。

◇ 内分泌检查。

◇ 外周血染色体核型等遗传学检查。

◇ 支原体及衣原体检测。

◇ 精子存活率检测。

◇ 射精后尿离心检查。

◇ 精子 - 宫颈黏液体内试验。

◇ 精子 - 宫颈黏液体外试验。

◇ 精子处理技术。

◇ 诊断性睾丸 / 附睾取精术。

四、治　疗

1．一般治疗

◇ 对不育夫妇双方共同治疗。

◇ 宣传教育和预防性治疗。

2．内科治疗　包括预防治疗和药物治疗，而药物治疗又可分为特异性治疗和非特异性治疗。

（1）预防性治疗

◇ 感染性不育的预防

①避免婚外性接触。

②有泌尿生殖系统感染症状者及前列腺液检查白细胞 > 10/HP 者，应进一步进行支原体和衣原体检测。有治疗指征者进行治疗。

◇ 使用化疗药物导致睾丸生精功能障碍的预防：可在化疗前进行生殖保险，即精子冷冻。

（2）药物治疗

◇非特异性治疗

①抗雌激素类药物

②雄激素治疗

③抗氧化治疗

④胰激肽释放酶

⑤己酮可可碱

⑥α-受体阻滞剂

⑦重组人生长激素

⑧左旋肉碱

⑨其他药物

◇特异性治疗

①促性腺激素低下性性腺功能减退症：给予HCG 2000IU 肌内注射，2～3次/周。为了促进部分先天性低促性腺激素性性腺功能减退综合征患者的睾丸发育，可以在上述治疗上加用 HMG 或纯的重组人 FSH。FSH 37.5～75IU，3次/周，共3个月。当精子浓度接近正常时停用 FSH。

②高催乳素血症：排除垂体肿瘤后采用多巴胺受体激动剂溴隐亭治疗。剂量范围：2.5～7.5mg/d，2～4次/天，要避免胃肠道不良反应。疗程约需3个月，效果较好。

③对甲状腺功能减退症患者补充甲状腺素可能改善生育力。

④对继发于先天性肾上腺皮质增生的男性不育症患者，可用糖皮质激素治疗。

3. 合并性功能障碍的综合治疗策略

◇ 勃起功能障碍：首选 5 型磷酸二酯酶抑制剂。按需口服治疗，并结合心理辅导。对于器质性因素患者可按勃起功能障碍的一般治疗原则进行治疗，必要时可使用 ART 治疗先解决生育问题。

◇ 严重早泄：病史询问仍是治疗选择的根本。如为境遇性患者，首选心理辅导。如持续性严重早泄，尚未插入阴道即射精，可按照早泄的一般诊治原则进行治疗。

◇ 不射精症：对原发病进行治疗，如脊髓疾病或脊柱损伤、交感神经节损伤、糖尿病、饮酒或服用镇静安定药物等；或利用阴茎震动器震动刺激诱导射精。如药物治疗或刺激取精效果欠佳时，可选择 ART 治疗先解决生育问题。

◇ 逆行射精：临床上诊断逆行射精并不困难，可按照一般治疗原则尝试药物治疗。如果药物治疗或手术治疗无效，可通过尿液离心收集精子，进行 ART 治疗。

4. 外科治疗　略。

5. 传统医学治疗　选择补肾、温阳、滋阴、益气、活血、疏肝、化痰及清利等方法进行治疗。除了中药治疗外，还有针灸和推拿等方法可供选择。

6. 辅助生殖技术　根据有效精子总数，可以决定是否行 ART 助孕。精子总数的数量计算公式为：精液体积 × 密度 × PR%。一般在精液离心回收中有一定的损耗，故精子总数 × 0.7 所得的数值大概即为有效精子总数。一般有效精子总数在 10×10^6 及以上时，可以考虑宫腔内人工授精。如果有效精子总

数低于 10×10^6，建议 IVF；如果有效精子总数低于 5×10^6，则有可能行卵胞浆内单精子注射。如精子的畸形率低于 4%（据 WHO 第 4 版标准），则建议单精子卵胞浆内注射。

（陈　亮）

辅助生殖技术临床技术

一、人工授精

（一）概述

人工授精（AI）是指采用非性交的方式将精子送到女性生殖道以达到生育目标的系列技术。按照精子来源，分为来自丈夫精子的夫精人工授精（AIH）和来自第三方精子的供精人工授精（AID）。按照不同的授精部位，分为阴道内人工授精（IVI）、子宫颈管内人工授精（ICI）和宫腔内人工授精（IUI）。目前主要采用宫腔内人工授精。

（二）适应证

1. 男方　精液液化异常、性功能障碍、生殖器畸形及逆行射精等。精液常规分析参数正常或轻度异常。

2. 女方　至少有一条输卵管通畅，且输卵管造影证实无影响输卵管拾卵功能的盆腔粘连；生殖道畸形及心理因素导致性交障碍等；排卵障碍，促排卵治疗无效；子宫内膜异位症等。

3．不明原因的不孕。

（三）禁忌证

1．男女一方患有生殖泌尿系统急性感染或性传播疾病。

2．一方患有严重的躯体疾病或精神心理疾病。

3．一方接受致畸量的射线、毒物或药品并处于作用期。

4．一方有吸毒等严重不良嗜好。

（四）常规检查

1．按国家的相关规定准备证件。

2．进行病史采集、体格检查、辅助检查和实验室检查。

（五）临床操作

1．查验并复印双方证件，建立档案。

2．监测排卵与授精时机

（1）对于月经规律的女性，采用阴道超声监测卵泡发育。当优势卵泡直径达 18 ～ 20mm 时，可进行尿 LH 监测，LH 出现高峰后行人工授精；当优势卵泡直径达到 18 ～ 20mm 仍无 LH 峰出现，则注射 HCG 5000 ～ 10 000IU，之后行 IUI。IUI 后 2 天复查超声了解是否排卵。

（2）对于排卵障碍（如多囊卵巢综合征及低促性腺激素性闭经等）、自然周期卵泡发育不良、自然周期失败等或 35 周岁以上的患者，可采用药物诱导排卵。在诱导卵泡生长的过程中，应控制 ≥ 16mm 的卵泡数不超过 3 个，以避免多胎妊娠和卵巢过度刺激综合征的发生。如超过 3 个，建议取消 IUI。

3．IUI 的操作常规　核对精液标本后，将授精管置入子宫颈内口上 1 ～ 2cm 处，将 0.3 ～ 0.5ml 制备后的精子悬液以低压缓慢注入宫腔，停留 1min 左右退管。患者平卧 0.5 ～ 1h。

4．黄体支持　对于诱导排卵周期、年龄 > 35 岁及黄体功能不全等患者术后需行黄体支持。

5．人工授精后 14 天测尿 HCG。确定妊娠的患者应于术后 30 天左右行阴道超声，以确定临床妊娠情况及有无宫外孕。如为三胎或三胎以上，应行减胎术。

二、体外受精 - 胚胎移植技术（IVF-ET）

（一）概述

将母体中取出的卵母细胞置于培养皿中，加入体外分离处理选择出的有活力的精子，使卵子受精成为受精卵。

（二）适应证

1．双侧输卵管堵塞。

2．子宫内膜异位症合并不孕，尤其是 EFI ≤ 4 分，> 35 岁，或卵巢储备功能下降者。

3．男方为少、弱精子症及无精子症　男性一次排出的精液中前向运动精子数量如为 5×10^6 ～

10×10^6，适于常规体外受精（IVF）；5×10^6，无精子症睾丸活检组织中可分离出精子、严重畸精子症及不明原因的常规受精失败（既往 IVF 受精失败或受精率＜20%）适于卵胞浆内单精子注射。

4．不明原因不孕，人工授精失败。

5．因年龄因素等引起的生育力下降，癌症患者生育力储备等。

（三）禁忌证

同人工授精。

（四）常规检查

1．根据国家相关规定准备证件。

2．进行病史采集、体格检查、辅助检查和实验室检查。对准备进行卵胞浆内单精子注射的男性患者，需要检查染色体核型分析。

（五）临床操作

查验并复印双方证件，建立档案后开始临床操作。

1．控制性卵巢刺激

（1）常用药物

◇降调节或拮抗内源性 LH 峰药物

①促性腺激素释放激素激动剂（GnRH-a）：可在超促排卵中抑制早发的 LH 峰，在用药初期出现短暂的促性腺激素高峰，募集卵泡，分为短效制剂和长效制剂。短效制剂为每支 0.1mg，一般一日一支，连续

用药 14 ~ 18 天，以后每日用药半支至 HCG 日。长效制剂剂量为每支 3.75mg，为缓释制剂，可根据经验使用全剂量到 1/5 剂量不等。

②促性腺激素释放激素拮抗剂（GnRH-ant）：与垂体 GnRH 受体结合后有阻断 GnRH 的作用，使用后立即产生抑制作用。本药有两种剂型。短效型每支剂量 0.25μg，每日一次一支，HCG 日也需注射；长效型每支剂量 3mg，每周注射一次。

◇ Gn：分为两大类——天然 Gn 和基因重组 Gn。天然 Gn 包括两种。第一种为从绝经女性尿中提取的 Gn，如人绝经促性腺激素（HMG）及尿源性人卵泡刺激素。第二种为从孕妇尿中提取的人绒毛膜促性腺激素。基因重组 Gn 包括重组 FSH、重组 LH 和重组 HCG。

（2）卵巢储备功能评价

◇ 抗苗勒管激素：在小窦前卵泡、大窦前卵泡及 2 ~ 7mm 窦卵泡中表达，18 ~ 25 岁抗苗勒管激素平均值最高，随着年龄增长逐渐下降。36 岁后抗苗勒管激素水平显著下降。在绝经期血清中不能检测到该激素。该激素 < 1ng/ml 为异常。

◇ 月经第 3 天超声双卵巢内 2 ~ 9mm 窦卵泡数。

◇ 第 3 天 FSH 水平： < 10mIU/ml 为正常， > 10m IU/ml 代表可能存在卵巢储备功能低下。 > 20mIU/ml 为异常。

◇ 第 3 天 E_2 水平：如升高，代表可能存在卵巢储备功能低下。

◇ FSH/LH： > 3.6 代表可能存在卵巢储备功能

低下。

◇ 其他：月经第 3 天测血抑制素 B 及卵巢体积，克罗米芬刺激实验。

（3）常用方案

◇ GnRH-a 长方案：长方案是目前控制性卵巢刺激中使用最普遍的方案，从月经周期的第 1 天或黄体期中期（监测排卵后 7 天或者口服短效避孕药余 5 ～ 8 片时）开始使用 GnRH-a。14 ～ 21 天后垂体达到降调节时（降调节的标准为 LH ＜ 5IU/L，E_2 ＜ 50ng/L，内膜 ＜ 4 ～ 5mm，无功能性囊肿）再开始用外源性 Gn 促排卵，并维持 GnRH-a 的使用直至 HCG 注射日。长方案中 GnRH-a 可使用短效制剂全量、半量或 1/3 量。在垂体达到降调节后 GnRH-a 的剂量可以减半。另外，也可选用 GnRH-a 的长效缓释制剂。为了降低长效制剂对垂体的抑制程度，长效 GnRH-a 的剂量逐步被减为半量、1/3 量及 1/4 量。Gn 的启动剂量需要根据患者的年龄、基础窦卵泡、基础 FSH 和体表面积综合决定。一般 ≥ 35 岁者可用 225 ～ 300IU/d 启动，30 ～ 35 岁者可用 150 ～ 225IU/d 或更低剂量启动，＜ 30 岁者可用 112.5 ～ 150.0IU/d 启动。用药 4 ～ 5 天后采用超声监测卵泡发育和血 E_2 水平。根据卵泡数目、卵泡直径和血中 FSH、LH 和 E_2 水平调整 Gn 的用量。通常 Gn 促排卵时间为 10 ～ 13 天。

◇ GnRH-a 超长方案：月经第 2 日或黄体中期注射长效 GnRH-a 全量或半量，28 天后注射第 2 次全量或半量，14 ～ 28 天后根据 FSH、LH 和 E_2 水平，以及卵泡的直径及数量启动 Gn 促排卵。此方案主要适用于子宫内膜异位症患者或反复着床失败的患者，但卵巢储备差者慎用。

◇ 拮抗剂方案：即在卵泡中晚期采用 GnRH-ant 抑制提前出现的内源性 LH 峰的控制性卵巢刺激方案。

①用药时机：GnRH-ant 的用药时机有两种方案，第一种是固定给药方案，即在给予 Gn 超促排卵后的第 5—7 日加用拮抗剂；第二种是灵活给药方案，即根据卵泡的大小和 LH 水平加用拮抗剂，一般选择当主导卵泡达直径 14mm 或者 LH ≥ 10IU/L 时加用。

②拮抗剂剂量的选择：目前第三代拮抗剂的剂型有两种——0.25mg 和 3mg。注射 3mg 剂型后，如 72h 后仍未注射 HCG 诱发排卵，需给予第二次用药。0.25mg 剂型需每日使用至注射 HCG 日。

◇ GnRH-a 短方案：从月经第 2 天开始使用短效激动剂直至注射 HCG 日，第 3 天开始用 Gn 促排卵。多用于卵巢反应不良的患者。

◇ GnRH-a 超短方案：月经第 2 天开始使用短效激动剂，第 3 天开始用 Gn 促排卵，使用 Gn 的第 4 天停用短效激动剂。超短方案也大多应用于卵巢储备差的患者。

◇ 微刺激方案：克罗米芬 50 ～ 100mg 或来曲唑 2.5 ～ 5mg，加或不加 Gn（一般不超过 150IU）。大多应用于卵巢储备差的患者。

◇ 改良自然周期：适用于月经周期极不规律，卵巢功能已濒临衰竭状态，偶尔可见卵巢内有生长的卵泡后，为促使卵泡生长和防止卵泡提前破裂而加用 Gn 或拮抗剂，之后监测卵泡，适时进行 HCG 扳机及取卵。

◇黄体期促排卵方案：对卵泡期取卵后尚多于≥2枚小卵泡（6～12mm），黄体期开始Gn，HMG起始剂量为150～225IU，根据卵泡发育调整Gn的剂量直至HCG日，累积胚胎后行冷冻胚胎移植助孕。

2．扳机时机及药物　长方案中当2～3个主导卵泡直径达到18mm，平均每成熟卵泡E_2水平为200～300ng/L时，注射HCG 5000～10 000IU或重组HCG 0.25μg，36～38h后取卵。拮抗剂方案的扳机时机与普通长、短方案相同。如出现多个卵泡发育，有发生卵巢过度刺激综合征的高风险时，可以使用GnRH-a 0.1～0.2mg+小剂量HCG（1000～2000IU）诱导卵泡成熟。

3．B超引导下穿刺抽吸卵泡取卵　取卵前半小时口服抗生素预防感染。如有输卵管积水、盆腔包裹性积液或异位囊肿，建议静脉抗生素预防感染。使穿刺针沿着针导进入，抽吸卵泡负压为100～120mmHg。使针尖位于卵泡中心，如吸出卵泡液，则说明穿刺准确。最后轻微旋转针头，有助于彻底吸空卵泡。必要时可用培养液冲洗卵泡1～2次。穿刺顺序为由近到远、由内到外。每次取出穿刺针后要用培养液冲洗穿刺针和管道，常有卵子和凝血块存于管中。

4．精子采集和体外受精及胚胎评估　取卵前2～7天男方排精一次，取卵时或取卵后2h男方取精，受精和胚胎评估见实验室部分。

5．胚胎移植　在取卵后第2—3天的卵裂球期胚胎和第5—6天的囊胚期胚胎都可以进行移植。如患者年龄在35岁以下,第一次进行IVF-ET时,移植2枚胚胎;如>35岁,为第二次或反复移植失败的患者,则最多移植3枚胚胎。囊胚最多移植2枚。

经腹部超声引导,再次确认患者身份后,将胚胎装入移植管内。将移植管插入宫腔内,在距子宫底1~2cm处推入胚胎。取出移植管并将其交给胚胎学家检查有无残余胚胎。移植管进入子宫颈内口困难时,可使用宫颈钳或探针改变子宫曲度。移植后对剩余胚胎进行冷冻保存。

6. 黄体支持

◇ IVF中需要黄体支持的原因:GnRHa降调节,及拮抗剂方案中的拮抗剂导致内源性LH不足;异常升高的E_2和P,通过负反馈抑制垂体产生的LH,导致黄体发育不良;大剂量外源性HCG诱发排卵,通过负反馈抑制LH;取卵过程中丧失了大量颗粒细胞,导致黄体功能下降。

◇ 药物

①孕激素。

②是否添加雌激素存在争议,高龄患者有发生血栓的风险。

③HCG可延长黄体寿命,促进黄体产生雌、孕激素,但可增加发生卵巢过度刺激综合征的风险,不增加妊娠率及减少流产率,故不推荐常规用药。

④GnRHa可能促进黄体产生雌、孕激素,非长效方案,可在取卵后第6天加用0.1mg,但添加GnRHa能否改善妊娠结局,需要更多随机临床试验

研究来证明。

◇ 黄体支持时间：推荐从取卵日开始，最晚不超过移植日。黄体支持的持续时间：验孕日 HCG 阳性，继续黄体支持至移植后 4 ～ 6 周行早孕 B 超检查，确定宫内妊娠后可以逐步减量至妊娠 10 ～ 12 周。

◇ 给药途径：孕酮类给药的途径有肌内注射、经阴道及口服，不同的给药途径在体内吸收和代谢的过程不同。

①孕酮油剂，40 ～ 100mg /d，肌内注射，注射部位出现疼痛和刺激，形成的局部硬结及无菌脓肿的吸收恢复要需要较长时间。

②阴道孕酮的剂型主要有孕酮缓释凝胶和微粒化孕酮胶囊。推荐剂量：黄体酮缓释凝胶 90 mg/d，qd；微粒化黄体酮胶囊 300 ～ 800 mg/d，分 3 ～ 4 次给予。与肌内注射黄体酮比较，疗效相同，使用方便，无痛苦，不良反应少。

③口服黄体酮：A. 口服微粒化黄体酮胶囊：在 IVF 中不推荐作为常规的黄体支持药物。B. 地屈孕酮：地屈孕酮并非真正的天然孕激素，它属于逆转黄体酮，常与针剂或阴道黄体酮联合使用。

7. 妊娠随访　移植后 14 天测尿 HCG，确定妊娠的患者应于术后 30 天左右行阴道超声确定临床妊娠情况，有无宫外孕。如为三胎及三胎以上，应行减胎术。

（六）IVF-ET 并发症

1. 多胎　与移植胚胎数有关，双胎率为 20% ～

35%，三胎率为 1%～3%。

2．异位妊娠　发生率为 5% 左右。它的发生与两个因素有关：一是由于移植多个胚胎，二是因 IVF 群体存在潜在的生育问题如输卵管疾病。

3．卵巢过度刺激综合征　见相关章节。

4．取卵后出血或感染，损伤膀胱、肠管和髂血管等。

（薛　晴）

辅助生殖实验室技术

一、概　述

由于人类的配子及胚胎具有特殊性，因此，辅助生殖实验室技术在操作过程中必须遵循如下原则。

1．在培养和操作过程中要将所有配子或胚胎保持在合适的温度、pH 和渗透压条件下，并严格遵循无菌原则，尽量避免光照、有毒物质和有害辐射的暴露。

2．应将操作用缓冲液（如卵子和胚胎处理液等）置于室内，而将二氧化碳缓冲液置于 5% ～ 7% CO_2 条件下。

3．所有装有配子或胚胎的培养皿和试管等应标注患者姓名。

4．所有配子或胚胎的操作都需要严格的双人核对。

5．禁止在同一操作区域内同时操作两位或多位患者的配子或胚胎。

二、精　子　制　备

（一）目的

1．去除精浆、杂质及感染物。
2．收集前向运动精子。

3．筛选形态正常的精子。

（二）制备方法

男方应该在取卵前 2～7 天排精一次，精液取出后应在 1h 内尽快处理。处理前后均应按照《人类精液检查与处理实验室手册》WHO 第 5 版标准进行评估。目前最常用的处理方法为：

1．上游法

◇ 先将培养液预热至 37℃。

◇ 取 10ml 试管 1 只，加精液，上方分层加培养液 2ml，倾斜 45°，在 37℃ 下孵育 45～90min。

◇ 取上层液 1.5ml，加培养液 5ml，300g 离心 10min，去上清液。（注：$g = r \times 11.18 \times 10^{-6} \times rpm^2$。式中 r 为有效离心半径，即从离心机轴心到离心管桶底的长度，单位为厘米。）

◇ 培养液重新悬浮精子，调整恰当密度后，置于 37℃ 培养箱内待用。

2．非连续梯度离心法

◇ 将精子分离试剂预热至室温。

◇ 在 15ml 尖底离心管中按 1∶1 比例分别加入精子分离液上、下层液 2～3ml。

◇ 沿着管壁缓慢加入液化精液，500g 离心 15～20min。

◇ 小心移除上层精液和全部分离液，留沉淀物。

◇ 将沉淀物转入另一支装有 3ml 培养液的干净离心管中，混匀沉淀精子，洗涤离心。

◇ 移除上清液体，加培养液调整沉淀精子至适当密度，置于 37℃ 培养箱内待用。

注意：反复长时间离心可能造成精子损伤。

3. 睾丸精子的处理方法　将睾丸活检取出的曲细精管组织放入培养液中洗涤。去除杂质及红细胞，随后转入含有培养液的培养皿中挤压曲细精管，使精子分离。镜下检查后，确定有活动的精子，再将此悬液移入离心管中，常温下静置，待用。对多余的睾丸精子及组织应冷冻保存。

精子制备过程中应该详细记录以下信息：样本来源（射出、附睾和睾丸精子，供精或夫精，新鲜或冷冻），处理方法，处理前后精子参数及是否稀释，操作时间、试剂、操作者及核对者。

三、卵子的收集

拣卵与取卵手术同时进行，将卵泡液迅速倒入培养皿中，在体视显微镜下收集卵冠丘复合体。将卵冠丘复合体尽快转入培养液中，反复轻柔吹打，尽量去除血块及黄素化的颗粒细胞，再转入到含受精液的培养皿中，送入培养箱，等待授精。记录取卵时间、获卵数、操作者及核对者。

注意：

◇ 拣卵、洗卵以及到转入培养箱的操作时间应尽量短，不推荐使卵子过久地暴露于卵泡液。

◇ 为了确保操作过程中卵子处于合适的温度和渗透压，应提前预热冲洗液、采卵管和收集卵子的培养皿。

四、授　精

授精分为常规体外受精（IDF-IVF）和卵胞浆内单精子显微注射（ICSI）两种方式，授精和注射时间应该根据扳机时间和（或）取卵时间而定。

（一）常规体外受精

1．注射 HCG 后 38 ～ 40h 进行授精。向每个装有卵子的培养皿小孔中加入精子，建议终浓度为 100 000 ～ 500 000 条 / 毫升，置 5% CO_2、37℃培养箱中过夜培养（16 ～ 20h）。过多的精子可能导致异常受精率升高。

2．详细记录授精的时间、前向运动精子的浓度、加精量、操作者和核对者。

3．建议加精后 16 ～ 18h 去除颗粒细胞，再将卵子（包括受精卵和未受精卵）转入培养液中，1 个卵子 / 滴。

4．详细记录受精情况、操作者和核对者。

（二）卵胞浆内单精子注射

1．卵子准备　取卵后 1 ～ 2h，或注射前至少 1h 进行。将卵子转入到提前预热至 37℃的透明质酸酶溶液中，反复吹吸十余次，再将卵子转入到操作液中，使用口径合适的剥卵针轻柔吹打，去除卵子表面包裹的颗粒细胞，再将卵子转入到培养液中，放回培养箱待用。

2．卵母细胞成熟度评价

◇ GV 期：有明显的核，无极体。

◇ M Ⅰ期：无核，无极体。

◇ M Ⅱ期：无核，1 个极体。

◇ 闭锁：退化卵细胞。

卵母细胞发育模式见图 1。

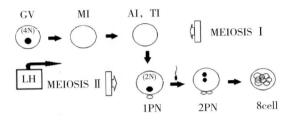

图 1　胚胎发育模式图

AI，anaphase I，第一次减数分裂后期；GV，germinal vesicle，生发泡；MI，metaphase I，第一次减数分裂中期；MEIOSIS，减数分裂 N，nuclei，核；PN，pronuclei，原核；TI，telophase I，第一次减数分裂末期。

3．安装注射系统　分别将持卵针和注射针安装到显微注射器上，注意避免气泡产生。调节持卵针与注射针在同一水平面上相对，并且同时与载物台平行。

4．精子选择及制动　先将注射针置入空白聚乙烯吡咯烷酮（PVP）中吹吸数次，再转入含精子的PVP 中，选择形态正常的精子进行制动，从尾部吸取被制动过的精子。

5．显微注射　使用持卵针轻轻吸住卵子，调整卵子第一极体位于 6 点或 12 点位置，将注射针从卵子 3 点位置穿入到卵子胞浆内。回吸注射针，观察到刺破卵子质膜后，缓慢将精子注射到卵胞浆内。

6. 将注射过的卵子转入到新鲜平衡过的胚胎培养液微滴中继续培养。

7. 详细记录注射卵子数目、成熟情况、精子参数（活力和形态）、操作起止时间、操作者及核对者。

注意：

◇ 只有成熟卵子才能进行注射。

◇ 应该记录卵子的形态。巨大卵子和具有一个大个极体的卵子不应注射。

◇ 应该选择形态正常的活动精子进行注射。

◇ 制动时应尽量划破精子尾部质膜，尾部破膜的位置应位于精子中段后部。制动后应尽快进行卵子注射。

◇ 在 ICSI 操作过程中，尽量减少注入卵母细胞内 PVP 的量。

（三）受精的评估

1. 所有加精或注射过的卵子应该在受精后 16 ～ 18h 检查原核（PN）和极体（PB）的存在。对于常规 IVF，先剥除颗粒细胞，再将卵子转移到提前平衡好的培养皿中。

2. 观察受精时，应该在倒置显微镜的高倍镜下（至少 200×）进行，以辨认原核数目及形态。

3. 正常受精卵应在胞浆中可以看到 2 个原核（2PN），在卵周隙中可以看到 2 个极体（2PB），即第一极体和第二极体。

4. 记录卵子受精情况（包括正常受精、未受精及异常受精）、观察日期时间、观察者及核对者。

注意：

◇ ≥ 3PN 来源的胚胎不应该用于移植。

◇ 无原核出现（0PN）或出现单原核（1PN）的情况不一定意味着受精失败，有可能为孤雌激活、延迟受精或者是雌雄原核出现不同步等情况。

◇ 在没有其他正常受精卵时，来源于 0PN 发育成的胚胎可以考虑使用。

◇ 来源于 ICSI 的 1PN 通常视为未受精或异常受精现象，即使以后可"正常"发育，也不建议用于移植。

◇ 来源于 IVF 的 1PN 通常是已受精的卵子，大多数情况下同 2PN 一样，可以正常分裂发育。在没有其他正常受精卵时，来源于 IVF 的 1PN 胚胎可以考虑用于移植。

五、胚胎培养及评估

详细记录胚胎观察日期及时间、胚胎形态学参数、观察者及核对者。

根据胚胎的卵裂球数目、均一程度、碎片多少及有无颗粒现象等参数，可以将卵裂期胚胎分为以下四个等级：

1. Ⅰ级　细胞大小均匀，形态规则，透明带完整；胞浆均匀清晰，没有颗粒现象；碎片在 0 ~ 5%。

2. Ⅱ级　细胞大小略不均匀，形态略不规则；胞浆可有颗粒现象；碎片在 10% ~ 20%。

3. Ⅲ级　细胞大小明显不均匀，可有明显的形态不规则；胞浆可有明显的颗粒现象；碎片在21%～50%。

4．Ⅳ级　细胞大小严重不均匀；胞浆可有严重颗粒现象；碎片在50%以上。

一般来说，Ⅰ级和Ⅱ级胚胎具有良好的着床潜能，Ⅲ级胚胎的着床潜能减弱，而Ⅳ级胚胎几乎不具有着床能力。

六、囊胚培养

囊胚培养的目的在于选择高发育潜能胚胎，淘汰异常胚胎，降低多胎妊娠。对于部分患者，囊胚移植可能改善助孕结局。囊胚多形成于第5天或第6天。

根据囊胚的扩张和孵出状态，David K. Garner 将人类囊胚分为六个时期（图2）。

1期：囊胚腔＜胚胎总体积的1/2。

2期：囊胚腔＞胚胎总体积的1/2。

3期：囊胚腔完全占据了胚胎的总体积。

4期：囊胚腔完全充满胚胎。胚胎总体积变大，透明带变薄。

5期：囊胚的一部分从透明带中逸出。

6期：囊胚完全从透明带中逸出。

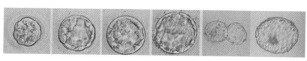

图2　不同发育时期的囊胚

对于处于3～6期的囊胚，还需要对其内细胞团和滋养层细胞进行评估。

内细胞团可分为三级：A级：细胞数目多，排列紧密；B级：细胞数目少，排列松散；C级：细胞数目很少。

滋养层细胞：A级：上皮细胞层由较多的细胞组成，结构致密；B级：上皮细胞层由不多的细胞组成，结构松散；C级：上皮细胞层由稀疏的细胞组成。

七、辅助孵化

辅助孵化是指人工在透明带上开孔或减薄透明带的厚度，从而使囊胚容易从透明带中孵出，促进胚胎着床。辅助孵化有酸化法、机械法、激光法和酶消化法，目前应用最多的是激光法。选择透明带与卵裂球间间距较大或碎片较多的地方进行。不穿透透明带，采用减薄的方法便可起到辅助孵化的效果。

辅助孵化能否提高妊娠率及活产率一直存有争议，不推荐对体外受精患者常规使用辅助孵化技术。应注意多胎妊娠率增加的可能性，相应地减少胚胎移植数。辅助孵化也可能增加单卵双胎的风险。

八、胚 胎 移 植

一般选择在第3天进行移植，也有的在第2天或者第5—6天进行移植。为了降低多胎的发生率，应适当减少移植胚胎的数量。

移植前必须对患者本人、病历资料及培养皿进行严格的双人核对。移植时，在1ml注射器中吸入0.5ml移植液冲洗移植管，排除气泡，再吸入胚胎。

胚胎装载的顺序为：空气→胚胎＋培养液→空气→培养液（图3）。

在胚胎移植过程中应该详细记录：①胚胎移植的日期和时间。②操作者及核对者的姓名。③实施移植的医生姓名。④移植胚胎的数量、胚龄和质量。⑤使用的移植管类型。⑥其余胚胎的去向。⑦移植过程的细节，例如是否有出血及滞留胚胎等。

九、配子及胚胎冷冻

胚胎的冷冻方法主要包括程序化冷冻（慢速冷冻）和玻璃化冷冻。与程序化冷冻相比，玻璃化冷冻除具有简单、迅速及经济等优点外，还能避免胚胎冻融过程中细胞内外冰晶的形成，因而目前应用得较多。

对于精子，慢速冷冻和快速复苏是目前最佳的选择方法。

卵子冷冻应该仅限于医学指征，推荐选择玻璃化冷冻，对解冻卵子建议复苏后2～3h再进行授精。

冷冻时应详细记录：①冷冻方法。②冷冻标签。

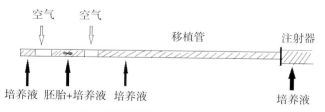

图3 胚胎移植时胚胎装载演示图

③冷冻日期及时间。④操作者。⑤胚胎质量和胚龄。⑥每个装置中卵子或胚胎的数量。⑦每个患者保存的管或杆数。⑧样本的保存位置（液氮罐、筒）。

复苏时应详细记录：①复苏方法。②复苏日期和时间。③操作者。④复苏后卵子或胚胎的存活情况。

应注意以下问题：

◇ 在冷冻液中平衡的时间长短应该与操作温度相适应。

◇ 复苏后受损卵裂球比例应＜50%，如果有50%以上的卵裂球受损，应解冻其他胚胎。

◇ ＜50%卵裂球受损的胚胎在复检与移植前应至少培养1h，以了解其是否存活。

◇ 复苏囊胚应该培养1h后复检。如果囊胚腔复膨，应选择此胚胎移植。如囊胚腔未复膨，但培养2h后囊胚仍存活，此囊胚也可移植。

（王　晟）

卵巢过度刺激综合征

一、定　义

卵巢过度刺激综合征（OHSS）是一种促排卵时，特别是在 IVF 超促排卵中所发生的医源性并发症，严重时可危及生命，偶有死亡病例报道。多发生于黄体期和早孕期，发病与 HCG 应用有关。按照发病时间分为早发型与晚发型。早发型多见于应用 HCG 后的 3～9 天，晚发型多见于应用 HCG 后的 10～17 天。

二、发病率

OHSS 的发病率为：轻度 OHSS 20%～33%，中度 OHSS 3%～6%，重度 OHSS 0.1%～2%。所有控制性超促排卵患者中有 2%～4% 因 OHSS 住院，死亡率为 1：400 000～1：500 000 刺激周期。

三、高危因素

◇ 抗苗勒管激素（AMH）> 3.36ng/ml。

◇ 年龄 < 33 岁。

◇ POCS 患者。

◇ 身材瘦小，BMI 偏低。

◇ 获卵数多大于 15～20 个。

◇ HCG 日血雌激素水平 > 4000～6000pg/ml。

◇ 妊娠，尤其是多胎妊娠。

◇ OHSS 发生史：有中重度 OHSS 住院史。

◇ HCG 诱导排卵和黄体支持。

四、病因和病理生理学

由于促排卵后血管的完整性受损，卵巢来源的血管活性因子释放导致毛细血管通透性增加，进而体液向第三体腔转移，形成胸腔积液和腹水，可有胃肠道不适、腹胀、胸闷气促及气急等表现；血管内液体减少，出现血液浓缩，并可继发出现水、电解质紊乱，血液黏稠度增高，以及血栓形成；肾血流灌注不足，出现肾前性肾功能不全，可有少尿或无尿症状；更严重的患者可出现肝和肾功能损害、心功能不全、低血容量性休克、成人呼吸窘迫综合征等病情进展甚至危及生命。

五、临床分级

Golan 和 Navot 依据临床表现和实验室特点对 OHSS 进行了分级。

◇ 轻度：卵巢增大（≤ 8cm），腹部不适。

◇ 中度：卵巢增大（8 ～ 12 cm），有恶心和胃痛等胃肠道反应，腹胀，实验室评估正常，轻度腹水。

◇ 重度：卵巢 > 12cm，腹水（有或无胸腔积液），少尿（< 600ml/24h），白细胞计数 > 15×10^9/L，血细胞容量比 ≥ 45%，低钠（< 135mmol/L），高钾（> 5mmol/L），肝功能异常，低蛋白血症。

◇ 极重度：张力性腹水／大量胸腔积液，白细胞

计数 > 25 000/ml，血细胞容量比 > 55%，少尿或无尿、肾衰竭、血栓栓塞及成人呼吸窘迫综合征。

六、治疗原则

OHSS 是自限性疾病。

◇ 轻度 OHSS 无须特殊处理，应避免剧烈活动以防卵巢扭转。

◇ 中度患者行门诊监测，如体重、腹围和尿量。给予高蛋白饮食，少饮水。每 2～3 天测量一次。

◇ 重度 OHSS 患者大多需要住院治疗。

◇ 住院治疗的指征：如有不可缓解的腹痛，因恶心影响进食，在门诊治疗中 OHSS 加重，不能在门诊随访，极重度 OHSS，红细胞压积 > 0.55，白细胞 > 25×10^9/L，少尿或无尿，血栓，呼吸困难。

◇ 住院治疗的注意事项

①监测体重、腹围、尿量和生命体征。测定血常规、凝血功能、肝和肾功能，通过超声了解腹水和胸腔积液情况。

②高蛋白饮食，鼓励少饮水。

③如果不能口服，则输入晶体液体：因 OHSS 表现为低钠血症，故首选 5% 葡萄糖盐水或生理盐水。

◇ 扩容：给予人血白蛋白，或可选用羟乙基淀粉及血浆等。

◇ 超声引导下放腹水。如出现以下情况需要放腹水：腹水过多导致严重腹胀和腹痛，持续少尿，或由于腹水导致腹腔内压力升高而出现呼吸困难时。腹腔穿刺时需要 B 超定位从而避开增大的卵巢。放腹水后，胸腔积液往往自行逍退，很少需要胸腔穿刺。

发生 OHSS 时的少尿主要是由于肾灌流量不足引起的，如在血容量未纠正前使用利尿剂，反而加重血液浓缩。

◇ 预防血栓形成：鼓励患者适度活动，预防使用低分子肝素，每天 3000～5000IU。与 IVF 相关的孕 3 个月内的静脉栓塞的发生率约为 0.2%，比正常人群高 10 倍，冻胚移植及 IVF 妊娠 3 个月后发生风险不增加。血栓形成多发生在 OHSS 症状缓解之后，孕 3 个月之内，多见于上半身和静脉系统，可能出现颈部肿胀伴疼痛，上肢肿胀伴皮温升高，以及头晕和视力缺失等。需要进行血管外科治疗。

七、预 防

◇ 拮抗剂方案较激动剂降调方案 OHSS 的发生率低。

◇ 低剂量 Gn，75～150IU 启动。

◇ 拮抗剂方案中使用 GnRH 激动剂 0.1～0.2mg 代替扳机，不要使用 HCG 黄体支持。

◇ 全胚冷冻。

◇ 二甲双胍 500mg，tid，口服。

◇ 多巴胺激动剂：卡麦角林，0.5mg/d 口服。从取卵日开始，共 8～10 天。

◇ 来曲唑 5mg/d 口服，从取卵日开始，共 5 天。

（薛　晴）

黄体功能不全

一、定　义

黄体功能不全指排卵后黄体发育不良，分泌孕酮不足或黄体过早退化，使得子宫内膜分泌反应性降低。临床上以子宫内膜与胚胎发育不同步为主要特征，与不孕和流产密切相关。

其他因素，如月经周期短、经前点滴出血、焦虑、饥饿、饮食异常、过度运动、应激、甲状腺功能异常、高催乳素血症、肥胖和多囊卵巢综合征、子宫内膜异位症、年龄、卵巢刺激及辅助生育技术等也与黄体功能不全有一定的相关性。

二、发生率

自然周期，育龄女性的发病率为 3% ～ 10%，在超促排卵周期发生率几乎为 100%。

三、病　因

病因至今不完全清楚，可能影响黄体功能的情况包括：

◇ FSH 分泌不足，FSH 和 LH 分泌脉冲异常，或FSH/LH 比值异常：临床表现为黄体期短，即 LH 峰值到月经来潮 ≤ 8 天，但临床并发症还不清楚。

◇ GnRH 分泌异常。

◇ 甲状腺激素或催乳素分泌异常。

◇ 肥胖：可改变 LH 的分泌。

◇ 卵巢老化：研究发现生育年龄晚期女性黄体期孕激素分泌不足。

◇ 辅助生育技术中的超促排卵：由下列原因造成

（1）GnRH-a 和 GnRH-ant 都会抑制内源性 LH 生成，从而导致黄体期孕激素分泌不足。

（2）超促排卵引起的异常升高的雌、孕激素会持续到黄体早期，负反馈抑制 LH 分泌，造成黄体发育不良。

（3）大剂量的外源性 HCG 在诱发排卵的同时，可能也通过负反馈抑制 LH 分泌，造成黄体功能不足。

（4）取卵过程中取出大量颗粒细胞，直接造成雌、孕激素合成不足，影响内膜转化。

四、诊　断

目前临床上没有可重复性强、病理生理相关性较高的公认的黄体功能不良诊断方法，需要结合各种方法的适用特点综合评价黄体功能。诊断以下列生理现象为依据。

◇ 正常黄体期为 12 ～ 14 天。

◇ 若未妊娠，孕酮峰值出现在排卵后 6 ～ 8 天。

◇ 孕酮分泌呈脉冲式。

◇ 卵泡期的雌激素和黄体期的雌、孕激素能够影响子宫内膜，使其发生相应的变化。

◇ 胚胎着床后，在 HCG 的作用下，黄体分泌的孕酮增加。

◇ 若无 HCG 升高，则出现黄体功能衰竭，孕酮水平下降。

常用的诊断方法有（按侵入性由低到高排列）：

◇ 基础体温（BBT）测定：由于 BBT 的不准确性以及操作冗长、乏味，美国生殖医学协会（ASRM）不鼓励常规使用此方法。

◇ 尿 LH 峰测定：从出现 LH 峰到月经来潮 11 ～ 13 天为正常，短于 8 天则认为是黄体期缩短，但正常女性也可以出现黄体期缩短。

◇ 血清孕酮测定：在排卵后第 5、7、9 天相同的时间测定孕酮，若平均值 < 15μg/L，则诊断黄体功能不全。

然而孕酮的分泌呈脉冲式，90min 内可波动 8 倍。目前还没有生育力正常女性黄体期孕酮的正常值，生育力正常的女性黄体功能在不同的周期间存在较大的变异。ASRM 提出随机测定血清孕酮不是诊断黄体功能不全的有效方法。

◇ 子宫内膜活检：经典的判定方法是子宫内膜组织病理较月经周期延迟 2 天，是诊断黄体功能不全的"金标准"。很多研究认为内膜活检是诊断黄体功能不全最有意义的检查。但也有研究认为子宫内膜周期变化的精确度欠佳，且取材较困难，不推荐内膜活检。

五、治　疗

如果没有确定的因素，药物诱导排卵和黄体支持是目前常采用的治疗方案。

（一）诱导排卵

黄体功能不全是诱导排卵的适应证之一。该方法的理论基础是改善排卵前的卵泡功能，能够改善黄体功能。常用药物包括克罗米芬、芳香化酶抑制剂和促性腺激素类药物。

（二）黄体支持

1．禁忌证　存在或疑似发生动静脉血栓的患者以及既往有静脉炎和脑卒中的患者慎用；乳腺恶性肿瘤或其他明确有孕激素治疗禁忌的患者禁用；对相应药物过敏者禁用。

2．常用药物

（1）黄体酮类：黄体酮即孕酮，是黄体支持最主要也是最重要的激素类药物，分为天然黄体酮和合成黄体酮，按给药途径分为肌内注射、阴道用药和口服三类。

◇肌内注射黄体酮：为油剂型，吸收迅速，无肝脏首过效应，生物利用度高，是辅助生育技术中黄体支持的传统药物。

推荐剂量：20 ～ 100mg/d。

优点：疗效确切，价格低廉。

缺点：不良反应多，每日注射不方便，有局部疼痛、刺激，易形成硬结，偶有局部无菌性脓肿发生。

◇阴道黄体酮：在辅助生育技术黄体支持中，阴道用黄体酮是唯一能替代肌内注射黄体酮的制剂，包括黄体酮缓释凝胶和微粒化黄体酮胶囊两种剂型。阴道用药后，阴道细胞吸收并扩散到子宫颈、子宫肌层和子宫内膜，产生"子宫首过效应"。子宫的药物浓度高于血药浓度。在一些国家阴道黄体酮是辅助生育技术黄体支持的首选药物。

推荐剂量：黄体酮缓释凝胶90mg/d，每日一次；微粒化黄体酮胶囊300～800mg/d，分3～4次给药。

优点：子宫局部浓度高，全身不良反应少，使用方便，无痛苦。

缺点：与肌内注射黄体酮相比，阴道黄体酮在黄体期阴道出血的发生比率高，在我国价格较高。

◇口服黄体酮：包括微粒化黄体酮胶囊和地屈孕酮两种剂型，均存在肝脏首过效应。这两种剂型的用量和特点有时不同。

①微粒化黄体酮胶囊：生物利用度低，需要较大剂量。

推荐剂量：微粒化黄体酮胶囊200～300mg/d，分1～2次给药，单次剂量最大不超过200mg。

优点：用药方便。

缺点：不良反应比阴道和肌内注射给药大，不作为体外受精中的常规黄体支持药物。

②地屈孕酮：是天然黄体酮的逆转结构，不改变原血清中的孕酮水平。

推荐剂量：10～20mg/d。

优点：用药方便，耐受性好，依从度高，不良反应小。

缺点：目前地屈孕酮在辅助生育技术黄体支持中

不单独使用。

（2）HCG：HCG 与 LH 在分子结构上同源，具有相同的亚单位。HCG 能够作用于 LH 受体，替代 LH 作用，发挥黄体支持作用，并且比 LH 半衰期长，活性强，但必须有黄体存在才能发挥作用。

推荐剂量：1000 ～ 5000IU，qod，肌内或皮下注射。

优点：作用机制更符合生理，且不用每日注射。

缺点：在辅助生育技术黄体支持过程中，有增加卵巢过度刺激综合征的风险，故不推荐使用。HCG 还会干扰妊娠试验结果，需要停药 5 ～ 7 天才能消除影响。

（3）雌激素：雌激素和孕激素协同改善子宫内膜的容受性。目前雌激素的黄体支持作用存在争议。高龄患者可出现血栓形成，大剂量使用可能影响肝功能。

常用药物包括戊酸雌二醇和 17β- 雌二醇。其中戊酸雌二醇是天然 17β- 雌二醇的前体，推荐口服用药，不建议阴道给药。17β- 雌二醇可以有口服、阴道和皮贴三种给药途径。

（4）GnRH-a：1993 年首次报道了黄体中期意外给予 GnRH-a 有利于胚胎种植，此后出现了大量的相关研究。目前结论存在争议，GnRH-a 的黄体支持作用机制尚不清楚。

（尚　鹊）

自然流产

在我国自然流产指的是妊娠不足 28 周、胎儿体重不足 1000 克终止者。发生在妊娠 12 周以前者称为早期流产，发生在 12 ~ 28 周者称为晚期流产。

一、原　因

造成流产的原因包括胚胎因素、夫妇双方因素以及不良环境因素（详见复发性流产原因一节）。

◇ 胚胎因素：胚胎染色体异常是造成自然流产的常见原因，占早期流产原因的 50% ~ 60%。染色体异常包括数目异常以及结构异常。

◇ 夫妇双方疾病。

◇ 不良环境因素可以直接或间接地对胚胎或胎儿造成损害，例如，过多接触某些有害的化学物质（如砷、铅、苯、甲醛、氯丁二烯和氧化乙烯等）和物理因素（如放射线、噪声及高温等），均可引起流产。

二、临床类型及临床表现

按照自然流产发展的不同阶段，分为以下临床类型。

1. 先兆流产　妊娠 28 周以前出现少量阴道流血，无妊娠物排出，可伴有阵发性下腹痛。妇科检查时子宫颈外口闭合，胎膜未破裂，子宫大小与停经周数相符。

2．难免流产　指流产不可避免，阴道流血量增多，阵发性腹痛加剧，或胎膜破裂。妇科检查时宫颈口已扩张，有时可见胚胎组织或胎囊位于宫颈口，子宫大小与停经周数相符或略小。

3．不全流产　难免流产继续发展，部分妊娠物排除后还有妊娠物留在宫腔内或位于宫颈口。

4．完全流产　妊娠物已全部排出，阴道出血逐渐停止，腹痛逐渐消失。妇科检查宫颈口闭合，子宫大小正常。

5．过期流产　指胚胎或胎儿死亡后滞留于宫腔而未及时自然排出者。表现为早孕反应消失，有先兆流产症状或无任何症状，子宫不再增大反而缩小。

此外，还有两种特殊类型的流产：①复发性流产。指连续自然流产3次或3次以上者（见相关章节）。②流产合并感染。在流产过程中，若阴道出血时间长，有组织残留于子宫腔内或非法堕胎后引起宫腔感染，严重时感染可扩散至盆腔、腹腔甚至全身，并发盆腔炎、腹膜炎、败血症甚至休克。

三、诊 断 要 点

诊断自然流产一般不困难，根据病史及临床表现多能确诊，在没有症状的一些患者则是通过盆腔超声及实验室检查确诊的。

（一）症状

自然流产的主要症状是停经后阴道流血和腹痛。

阴道流血的表现因人而异，可以是点滴出血，也可以是大量出血。腹痛的特点是阵发性或持续性的绞痛或钝痛。

（二）盆腔超声检查

盆腔超声检查是对怀疑自然流产孕妇最有用的检查方法。其中最重要的就是胎心，最早在孕 5.5 ~ 6 周就可以见到胎心。除了胎心以外，还要注意孕囊的大小、位置以及卵黄囊等。早孕期最好行阴道超声检查。当超声检查疑似异常时要在 1 ~ 2 周进行复查（诊断标准见超声章节）。

（三）实验室检查

1. 血 HCG（人绒毛膜促性腺激素）测定 单次测量 HCG 在诊断自然流产中的意义不大，但是在超声不能明确诊断或者可疑异位妊娠时，HCG 检查则是必要的。

2. 孕酮的测定 孕酮小于 5ng/ml 多提示胚胎已停止发育，但是孕酮测定在没有症状的自然流产中预测价值尚无确定结论，不需要定期检测孕激素水平调整用药。

四、处　理

自然流产的处理要根据自然流产的不同类型进行相应处理。胚胎异常是造成自然流产最常见的原因，大多数自然流产是难以避免的。而母亲患有糖尿病或甲状腺疾病等疾病时可以通过对相应疾病进行治疗来减少流产的发生。

（一）先兆流产

出现先兆流产征象时要注意休息，避免剧烈运动，禁止性生活，但不需要绝对卧床。对患者的心理治疗也很重要，要使其情绪安定，增强信心。医生在进行阴道检查时要轻柔。黄体支持是先兆流产治疗中最常用的措施。先兆流产治疗中是否需要使用孕激素要结合患者的年龄、检查结果及患者的意愿等综合考虑。在不能明确妊娠部位时，要向患者交代异位妊娠的风险。具体治疗方法如下。

1. 早期先兆流产

（1）使用方法：孕激素的用药途径可分为口服、肌内注射及阴道用药等，可合并用药。

◇ 口服用药：对妊娠剧吐患者应谨慎使用。

地屈孕酮：每日 20 ~ 40mg，分 2 ~ 3 次给药。

微粒化黄体酮等黄体酮制剂：200 ~ 300mg，分1 次或者 2 次服用。

◇ 肌内注射黄体酮：每日 10 ~ 20mg，使用时应注意局部皮肤和肌肉的不良反应。

◇ 阴道用黄体酮：微粒化黄体酮，每日 200 ~300mg（分 2 ~ 3 次给药），或黄体酮阴道缓释凝胶，每日 90mg。在阴道流血的患者中要谨慎使用。

（2）停药时间：用药后临床症状改善直至消失，B 超检查示胚胎存活后继续应用 1 ~ 2 周；或者持续用药至孕 8 ~ 10 周。若在治疗过程中临床症状加重而考虑流产不可避免时，应停药并终止妊娠。

2．晚期先兆流产　使用方法同早期先兆流产，需待体征消失 1～2 周后方可停药。有晚期复发性流产病史的孕妇应用至孕 28 周。

3．注射用 HCG 和宫缩抑制剂等也可以应用，但是目前缺乏高质量的临床研究来支持这些药物的应用。

（二）难免流产、不全流产和稽留流产的治疗

一旦确诊，应尽早使胚胎及胎盘组织完全排出。当阴道出血不多，无感染征象时，可以采用清宫、药物流产或期待治疗。可以根据患者的意愿选择适宜的治疗。但是当阴道出血多或合并感染时，则需要采取清宫手术来终止妊娠。

1．清宫手术与药物流产比较，阴道出血时间短，出血少。

（1）对早期流产应及时行负压吸宫术，认真检查妊娠产物，并送病理检查。

（2）对于晚期流产，因子宫较大，吸宫或刮宫有困难者，可用催产素 10U 加于 1% 葡萄糖液 500ml 内静脉滴注，以促使子宫收缩。当胎儿及胎盘排出后，需检查是否完全，必要时刮宫以清除宫腔内残留的妊娠产物。

2．在药物流产和期待治疗过程中，如果出血时间长，则感染机会也会相应增加。

3．完全流产　如无感染征象，一般不需要特殊处理。但有时完全流产和不全流产很难鉴别，要密切

随访 HCG 水平，必要时重复超声检查。

4．流产感染　首先要评估患者的一般状况，纠正水、电解质紊乱，应用广谱抗生素。待控制感染后尽快刮宫，清除宫腔残留组织以止血。切不可用刮匙全面搔刮宫腔，以免造成感染扩散。术后继续应用抗生素。若已合并感染性休克，应积极纠正休克。若感染严重或腹、盆腔有脓肿形成，应行手术引流，必要时切除子宫。

（杨秀丽）

复发性流产

复发性流产（RM）指 3 次或 3 次以上发生在妊娠 28 周以前的妊娠丢失。

一、分　类

1．根据是否有活产分类

◇ 原发性复发性流产：之前从未有过活产的复发性流产。

◇ 继发性复发性流产：曾有 28 周以上分娩史的复发性流产。

2．根据发生时间分类

◇ 早期流产：12 周以前发生的复发性流产。

◇ 晚期流产：12 周以后发生的复发性流产。

二、发　病　率

随着流产次数的增加，自然流产的再发风险明显增加。

1．发病率

◇ 一次自然流产为 15%。

◇ 二次自然流产为 2%。

◇ 三次自然流产为 0.4% ～ 1%。

2．再发风险

◇ 一次自然流产为 14% ～ 21%。

◇ 二次自然流产为 24% ～ 29%。
◇ 三次自然流产为 31% ～ 33%。

三、发病原因

复发性流产的发病原因复杂，主要包括遗传因素、解剖因素、内分泌因素、感染因素、免疫功能异常、血栓前状态以及孕妇患有的全身性疾病和环境因素等。

（一）遗传因素

染色体异常是早期流产的主要原因，包括夫妇双方染色体异常和胚胎染色体异常。

1. 夫妻染色体异常　约有 4% 的复发性流产夫妇中至少一方存在染色体数目或结构异常。这些异常包括染色体易位、嵌合体、缺失或倒位。

2. 胚胎染色体异常　是常见的造成复发性流产的原因。随着流产次数的增加，胚胎染色体异常的可能性也随之降低。

（1）胚胎染色体数目异常分为

◇ 非整倍体异常：最多见的是三体如 16、22、15、13、21- 三体等；其次为单体，大部分为 X 单体。

◇ 整倍体异常：三倍体和四倍体等。

（2）胚胎染色体结构异常：如染色体倒位、易位及部分缺失。

（二）解剖因素

可以分为先天性及获得性两种。

1．先天性发育异常　由于胚胎形成过程中子宫发育或者中隔融合障碍导致的多种子宫发育异常。

◇鞍状子宫：鞍状子宫患者的宫底部向内突出程度不一。一般认为突起部分小于1cm对妊娠率及结局没有明显影响。

◇纵隔子宫：最为常见，占子宫畸形的55%。由于纵隔处的内膜发育欠佳，对激素的敏感性降低，从而造成流产。

2．获得性子宫结构异常

◇子宫黏膜下肌瘤和子宫内膜息肉：可以影响子宫内膜，导致复发性流产。

◇宫腔粘连：子宫内膜基底层受损可导致子宫内膜发生粘连和纤维化，从而影响胚胎着床。

◇宫颈功能不全：是导致晚期流产的原因。

（三）内分泌因素

1．黄体功能不足　由于孕酮分泌不足，引起妊娠蜕膜样反应不良，影响孕卵着床和发育，导致自然流产。5%～10%的育龄女性有黄体功能不足的问题，大多是由于卵泡发育不良，颗粒细胞和卵泡膜细胞功能不足，导致孕酮分泌量少所致。

2．PCOS可能增加自然流产的发生率，可能与升高的LH水平和高胰岛素血症有关。

3．高催乳素血症　高水平的催乳素可以抑制黄体功能，使黄体期缩短，孕酮分泌不足，干扰胚胎的发育而导致流产。

4．未控制的糖尿病、甲状腺疾病也与复发性流产有关。

（四）感染因素

多种感染可导致偶发性流产，尚未有证据证明感染可导致复发性流产。

（五）血栓前状态

1. 先天性
◇ 蛋白 C 缺陷症。
◇ 蛋白 S 缺陷症。
◇ 高同型半胱氨酸血症。
◇ 亚甲基四氢叶酸还原酶基因突变。
◇ 凝血因子 V 突变及凝血酶原基因突变。
2. 获得性
◇ 抗磷脂综合征（APS）：有证据表明对妊娠结局有直接影响。
◇ 获得性高同型半胱氨酸血症。
◇ 其他引起血液高凝状态的疾病。

（六）免疫功能异常

免疫因素在复发性流产的病因中占有重要地位，在这部分患者中自身抗体非常常见，比如抗磷脂抗体、抗细胞核抗体和甲状腺抗体等，其中 APS 与复发性流产有明确的相关性。

1. 自身免疫型复发性流产　主要包括 APS、系统性红斑狼疮以及干燥综合征等自身免疫疾病。其中 APS 是指抗磷脂抗体阳性伴有血栓形成或病理妊娠的一组临床征象。

2．同种免疫型复发性流产　主要指妊娠免疫耐受失衡所导致的流产，不明原因复发性流产属于此类。

严格地排除染色体异常、解剖结构异常、内分泌失调、生殖道感染及自身免疫疾病等病因的复发性流产，临床上称为"不明原因复发性流产"。

四、诊　断

（一）病史

要了解以下情况

1．母亲年龄。

2．是否有合并症以及相应的用药情况。

3．上次流产的孕周、流产方式以及流产时的胚胎情况，是否行胚胎染色体检查。

4．是否有生殖道感染。

5．以前的检查结果。

（二）查体

包括全身及妇科检查。

（三）检查项目

要做到全面筛查。

1．遗传因素：进行夫妇双方染色体检查，有条件者进行胚胎染色体检查。

2．解剖因素

◇行盆腔超声检查，必要时行三维超声、MRI或宫、腹腔镜检查,其中宫、腹腔镜检查是诊断子宫发育异常的金标准。

◇ 宫颈功能不全的检测:孕前可以进行宫颈扩张试验、宫颈气囊牵引试验及子宫输卵管碘油造影检查来明确诊断,妊娠后进行彩超检查。

3. 内分泌检查

◇ 基础体温测定(BBT):BBT能反映卵巢的功能状态,可用于筛查黄体功能不足。

体温上升缓慢,超过2天以上。

BBT上升不足12天为异常。

◇ 黄体期孕酮水平测定。

◇ 基础激素检查(在月经第2—5天进行),同时行催乳素检查。

◇ 甲状腺功能及甲状腺相关抗体检查。

◇ 空腹血糖检查。对于PCOS患者可行口服葡萄糖耐量试验(OGTT)及胰岛素释放试验。

4. 感染因素   可进行包括细菌、衣原体、支原体和病毒等的检查,不推荐常规筛查TORCH。

5. 易栓症检查

◇ 凝血功能检查。

◇ 同型半胱氨酸检查。

◇ 抗凝血酶Ⅲ及血小板计数等指标。

6. 免疫相关指标检查

◇ 狼疮抗凝物。

◇ 抗心磷脂抗体(IgM/IgG)。

◇ 抗 β_2 糖蛋白1抗体。

◇ 封闭抗体检查:常用的方法是微量抗丈夫淋巴

细胞毒试验，也可以用单向混合淋巴细胞培养。造成复发性流产的原因可能不止一种因素，应尽量进行全面筛查以查找病因。对病因进行诊断的流程图见图 1。

五、治　疗

要根据筛查结果针对复发性流产的原因进行相应的治疗。

（一）染色体异常

对于胚胎染色体异常尚无理想的治疗方法，在孕前要避免接触有毒药物及射线。而对夫妇双方染色体异常要进行遗传咨询，对于染色体平衡易位的复发性流产夫妇可以采用移植前遗传学诊断来提高妊娠率。一旦妊娠后，需要对胎儿进行染色体检查（绒毛活检或者羊水穿刺），如发现异常应及时终止妊娠。对于不宜生育的夫妇，可以采用供精或者供卵等辅助生育技术或者建议其收养孩子。

（二）解剖因素

1. 对宫颈功能不全者，在孕 13—14 周进行预防性子宫颈环扎术。

2. 先天性子宫发育异常　目前尚缺乏手术治疗子宫畸形对改善妊娠结局的相关随机对照研究。

3. 对于宫腔粘连和子宫黏膜下肌瘤等，可以通过宫腔镜进行宫腔粘连分解或宫腔镜下子宫黏膜下肌瘤切除。

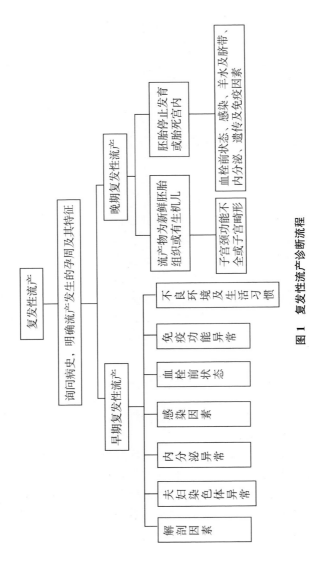

图 1 复发性流产诊断流程

[中华医学会妇产科学分会产科学组.复发性流产诊治的专家共识.中华妇产科杂志, 2016, 5 (1): 3-1.]

（三）内分泌因素

由内分泌异常引起的流产，治疗后妊娠成功率可达 60% ~ 70%。

1．黄体功能不全

（1）孕激素：可以早在基础体温升高的第 3 天或者 LH 峰值的第 4 天开始使用，具体使用方法见先兆流产的治疗。

（2）溴隐亭：只有当黄体功能不足有高催乳素血症时才使用。一旦妊娠，即可停药。

2．有内分泌异常的患者，如甲状腺功能亢进症（甲亢）、甲状腺功能减退症（甲减）或糖尿病等，应该在孕前及孕期积极监测及治疗。

（1）甲亢：有甲亢病史的患者在病情控制后方可受孕。对轻度甲亢患者孕期可使用丙基硫氧嘧啶。

（2）甲减：对确诊为甲减的患者需要接受甲状腺素治疗。甲状腺功能正常后 3 个月妊娠，在孕期按照内科医生的指导继续服用甲状腺素片。

（3）亚临床甲减：酌情补充甲状腺素片。

（4）糖尿病：孕前应将血糖控制在正常范围。

（5）PCOS：目前认为应用二甲双胍能否降低流产再发风险尚无定论。

（四）感染因素

对于既往有晚期流产病史的孕妇，孕期应定期检测生殖道感染的相关指标。对于已经存在生殖道感染的患者应在孕前进行治疗，感染控制后方可受孕。

（五）血栓前状态

目前尚无统一的治疗规范，治疗主要以抗凝为主，主要方法是低分子肝素单独应用或联合阿司匹林。

1. 低分子肝素单独 5000IU，每日 1～2 次。

2. 在早孕期使用阿司匹林对胎儿的安全性尚存争议，剂量为 50～100mg。在治疗过程中需要监测血小板计数和凝血功能。

3. 对高同型半胱氨酸血症者还可以补充叶酸和维生素 B_{12} 等维生素。

（六）免疫型流产

应通过全面检查了解免疫紊乱的类型，予以针对性的治疗。

1. 原发 APS 的治疗主要以抗凝治疗为主，可以明显降低 APS 患者的流产率，不建议给予激素或者免疫抑制剂治疗。继发型 APS 要根据原发病进行针对性的治疗。

2. 免疫治疗　如丈夫（或第三方）淋巴细胞免疫治疗和免疫球蛋白治疗的疗效尚存在争议，不推荐常规进行免疫治疗。

（杨秀丽）

女性生育力保护

一、定 义

生育力保护是指使用手术、药物或辅助生殖技术等对存在不孕或不育风险的成人或儿童提供帮助，保护其生殖内分泌功能并产生遗传学后代。

二、适 应 证

◇ 恶性肿瘤患者。

◇ 需要接受自体干细胞或骨髓移植的患者：主要包括地中海贫血、镰状细胞贫血及再生障碍性贫血等血液疾病。

◇ 自身免疫疾病患者：包括系统性红斑狼疮、血小板减少、白塞病、急性肾小球肾炎、溃疡性结肠炎及重症多发性硬化等疾病。治疗过程中可能需要应用损害卵巢功能的药物。

◇ 卵巢储备功能低下高危人群：如 Turner 综合征、复发性子宫内膜异位症及卵巢良性肿瘤患者。

三、影响女性生育力的因素

◇ 年龄：女性生育力随着年龄增加逐渐下降，35 岁以后则明显下降。

◇ 化疗：化疗药物可以导致卵母细胞和颗粒细胞

凋亡，卵巢间质纤维化，血管闭锁，从而影响卵巢功能。卵巢受累的程度受到药物种类、累积剂量和患者体质的影响。常见的化疗药物对卵巢的损伤程度见框1。其中烷化物对卵巢的损伤最为显著。

框1　单独使用化疗药物对性腺的毒性水平

高	中	低或无
环磷酰胺	顺铂	博来霉素
苯丁酸氮芥	卡铂	放线菌素 D
马法兰	多柔比星	长春新碱
白消安	依托泊苷	甲氨蝶呤
氮芥	阿霉素	5 氟尿嘧啶
丙卡巴肼（甲基苄肼）		巯嘌呤
氮烯咪胺		泼尼松
异环磷酰胺		α 干扰素
噻替哌		
卡莫司汀		
洛莫司汀		

　　◇ 放疗：放射线可导致卵泡丧失，卵巢间质纤维化，血管硬化，出现卵巢功能衰竭。放疗引起闭经的高危程度见表1。子宫也同样会出现组织纤维化和血管硬化，限制孕期子宫容受性和血供。高剂量颅内照射可影响下丘脑和垂体功能，造成垂体性闭经。

表1 不同放疗方案引起闭经的风险度

风险度	放疗方案
高危	骨髓移植／干细胞移植前的全身放疗
	成年女性盆腔或腹部放疗剂量＞6Gy
	青春期后少女盆腔或腹部放疗剂量＞10Gy
	青春期前幼女盆腔或腹部放疗剂量＞15Gy
中度危险	青春期后少女盆腔或腹部放疗剂量5～10Gy
	青春期前幼女盆腔或腹部放疗剂量10～15Gy
	全脑全脊髓照射＞25Gy

四、可选择的方法

（一）手术

1. 卵巢移位　指将卵巢移到盆腔放射野外，以减少卵巢的放射损伤。美国临床肿瘤学会（ASCO）认可该方法。本方法适用于接受盆腔放疗的子宫颈癌和结肠癌成人患者。对需盆腔放疗的儿童也可采用该方法，但研究较少。由于放疗的散射作用，该方法有不成功的可能。卵巢具有回移倾向，手术后应尽早放疗。

2. 保留生育功能的保守性手术　包括根治性宫颈切除术及对早期卵巢癌行单侧卵巢切除术，以保留子宫和对侧卵巢。

（二）药物

1. 下丘脑促性腺激素释放激素激动剂（GnRH-a）

理论上化疗前应用 GnRH-a 可抑制下丘脑-垂体-性腺轴，能减轻化疗对生长期卵泡的损伤。但临床研究结论并不一致，GnRH-a 的保护作用存在争议。ASCO 建议，在没有条件采用其他生育力保护的方法或紧急情况时，可以采用 GnRH-a，但应作为临床试验对待。

2. 高效孕激素　用于有生育要求的早期子宫内膜癌患者的保守治疗（详见本书相关章节）。现有研究认为有效率可以达到 95%，但目前仍不是子宫内膜癌的标准治疗，应向患者充分交代相关风险。

（三）辅助生育技术的相关方法

1. 胚胎冷冻　是目前应用最广泛的生育力保存方法。效果切实，适用于青春期后有配偶的女性。

需先进行卵巢刺激促排卵获取卵子，可能延迟癌症的治疗，还可能引起乳腺癌及子宫内膜癌等激素依赖性疾病的复发。

2. 卵母细胞冷冻　适用于没有配偶的女性患者。2013 年美国生殖医学协会（ASRM）已认定此技术为临床可应用的技术。冷冻卵母细胞也需要进行卵巢刺激，同冷冻胚胎一样，存在延迟癌症治疗，以及可能引起激素依赖性肿瘤复发等缺陷。

3. 卵巢组织冷冻　是新兴的生育力保护方法，是 ASRM 认定的实验性方法。现有研究结果倾向于将该技术作为临床常规使用。

卵巢组织冷冻的优势是不需要卵巢刺激，不延迟癌症治疗，能保存大量生殖细胞，在保存生育功能的同时保存了生理功能，是青春期前女性唯一能选择的方法。

卵巢肿瘤及血液系统肿瘤等疾病存在移植回冻存卵巢的同时可能移回肿瘤细胞，从而造成癌症复发的可能。

4. 其他实验性技术 如未成熟卵体外成熟、卵泡体外培养、卵母细胞体外激活、线粒体移植和干细胞移植等，均还没有成为临床常规方法。

五、实　施

生育力保护的有效实施需要整合肿瘤学、生殖内分泌学、生殖生物学、护理学和心理学等多个学科资源，参与的医护人员要全面了解相关知识。建立肿瘤医师和生殖医师之间有效的转诊机制是成功进行生育力保护措施的基础。对于新诊断的恶性肿瘤患者，应在第一时间向其提供生育力保护的相关信息。

（尚　鹬）

妇科肿瘤与内分泌

一、产生激素的女性生殖系统肿瘤

1．可产生 HCG 的肿瘤　有妊娠滋养细胞肿瘤（葡萄胎、侵蚀性葡萄胎及绒毛膜癌）、原发卵巢绒毛膜癌及部分卵巢胚胎性恶性肿瘤。

2．可产生性激素的肿瘤

◇ 可产生雌激素（E）的肿瘤：卵巢性索间质肿瘤（颗粒细胞瘤、卵泡膜细胞瘤和支持细胞瘤）、卵巢部分间质黄素化上皮性肿瘤（浆液性囊腺瘤、黏液性囊腺瘤和勃勒纳瘤）。

◇ 可产生孕激素（P）的肿瘤：部分卵巢性索间质肿瘤（颗粒细胞瘤及卵泡膜细胞瘤等）。

◇ 可产生雄激素（T）的肿瘤：卵巢性索间质肿瘤（睾丸母细胞瘤、两性母细胞瘤、支持细胞瘤及类固醇细胞瘤）及部分颗粒细胞瘤。

3．可产生甲胎蛋白（AFP）的肿瘤　此类肿瘤为卵巢生殖细胞肿瘤，如卵巢胚胎性恶性瘤、内胚窦瘤、多胚瘤、未成熟畸胎瘤及混合性无性细胞瘤含有卵黄囊成分者。

4．可产生 CA125 的肿瘤　卵巢浆液性囊腺癌、卵巢内膜样癌及部分子宫内膜样癌。

5．可产生 CA199 的肿瘤　卵巢黏液性囊腺癌。

6．可产生癌胚抗原（CEA）的肿瘤　卵巢黏液腺癌为主的上皮性癌。

二、女性生殖系统肿瘤内分泌激素及肿瘤标志物的意义

1．HCG

◇ 可导致月经紊乱和闭经。

◇ 可作为滋养细胞肿瘤追踪的指标。

◇ 可作为恶性滋养细胞肿瘤治疗效果的观察。

2．雌激素

◇ 可导致性早熟、不规则阴道出血、子宫内膜增生过长甚至子宫内膜腺癌。

◇ 对于产生雌激素肿瘤的绝经患者，可作为肿瘤复发的追踪指标。

3．孕激素

◇ 可造成女性月经紊乱、绝经期女性不规则阴道出血。

◇ 对于产生孕激素肿瘤者，可作为复发的追踪指标。

4．雄激素

◇ 可造成女性第二性征不发育及出现男性性征，月经紊乱甚至闭经，可有性欲异常。

◇ 对于产生雄激素的肿瘤患者，可作为肿瘤复发的追踪指标。

5．CA125

◇ 是卵巢浆乳癌的肿瘤标志物，常作为术前诊断的依据。

◇ 常用于评价卵巢癌手术的彻底性以及手术后化疗疗效的指标。

◇ 是监测卵巢癌及子宫内膜癌复发的追踪指标。

三、妇科恶性肿瘤的内分泌治疗

1．子宫内膜癌的孕激素治疗　对于雌、孕激素受体均为阳性的子宫内膜癌，高效孕酮可促使子宫内膜癌细胞逆转和分化。

（1）用于希望保留生育能力的早期年轻的子宫内膜癌患者。

◇ 关于保留生育功能治疗的适应证尚无统一的标准，主要包括：

①年龄 ≤ 40 岁。

②有强烈的生育愿望。

③组织学类型仅为子宫内膜样腺癌。

④组织分化程度为 G1。

⑤ MRI 检查无子宫肌层和宫颈浸润，无子宫外病灶。

⑥孕激素受体阳性。

⑦血清 CA125 正常。

⑧有良好的密切随访条件，且依从性好。

⑨夫妻双方不存在不可纠正或不可替代的不孕不育因素。

⑩签署知情告知同意书。

◇ 其总缓解率约为73%，复发率约为36%，有生育要求的患者中妊娠率约为40%。

◇ 目前常见的药物及治疗方案为：

①孕激素类：醋酸甲羟孕酮口服，200～600mg/d，醋酸甲地孕酮口服，160～480mg/d。其他：己酸孕酮，200～500mg，每周2次肌内注射；左炔诺孕酮宫内缓释系统曼月乐（LNG-IUS）。

②抗雌激素的药物：包括选择性雌激素受体调节剂（如他莫西芬），以及促性腺激素释放激素类似物和芳香化酶抑制剂。

随访至关重要，推荐在治疗后每3个月行子宫内膜活检或切除以评估疗效。

肿瘤完全缓解后，尽早妊娠，必要时应积极采用辅助生育技术。

（2）用于晚期、复发及有严重合并症不能耐受手术者的姑息性治疗：总缓解率为15%～31%。治疗原则是药物剂量常为内分泌治疗量的10～20倍。例如，醋酸甲羟孕酮200～600mg/d；己酸孕酮500mg，每周2次，一般用3～6个月。

2．子宫内膜间质肉瘤　对于雌、孕激素受体阳性的低度恶性子宫内膜间质肉瘤术后应加用孕激素治疗。治疗方法及注意事项同子宫内膜癌。

3．孕激素在各种妇科恶性肿瘤中的辅助应用

◇作为一种同化激素，孕激素可改善患者的一般状况，如增加食欲及改善睡眠等。

◇可作为各种妇科恶性肿瘤手术后及放化疗期间的辅助治疗。

四、妇科恶性肿瘤的激素补充治疗

1．外阴癌与阴道癌　多为鳞癌，为非激素依赖性肿瘤，目前认为应用激素补充治疗不会有不良后果，可使用。

2．子宫颈癌

◇ 子宫颈鳞状细胞癌：为非激素依赖性肿瘤，手术中可保留双侧附件；对于手术或放射治疗后卵巢内分泌功能消失或减退的年轻患者及有明显更年期症状的患者，可应用激素补充治疗，不增加鳞癌复发，不影响鳞癌患者的生存时间，并且可提高生活质量。

◇ 子宫颈腺癌：卵巢转移率较鳞癌高，术中多不保留双附件，术后激素补充治疗可参考子宫内膜腺癌。

3．子宫内膜腺癌　美国妇产科协会提出在对子宫内膜癌患者进行激素补充治疗时必须注重个体化，要考虑内膜癌的分期、分化、病理类型及浸润深度，可能的复发率，泌尿生殖道萎缩的状况，更年期症状的严重程度，以及发生冠心病及骨折的风险。与患者充分沟通，权衡进行激素补充治疗的利弊后，选择最有利于患者的方案。

公认的观点是早期子宫内膜癌在成功治疗的基础上，无复发高危因素者（早期、高分化、肌层浸润 < 1/2、雌激素受体和腹水冲洗液均为阴性），术后可予激素补充治疗。可考虑短期小剂量雌、孕激素联合方案或替勃龙治疗。对 II 期以上、未经充分治疗的患者，则不宜应用。

4．卵巢癌　目前没有对卵巢癌患者应用激素补充治疗的大规模前瞻性研究。

对有严重的潮热、睡眠障碍、焦虑、严重的泌尿生殖道萎缩症状，以及有骨质疏松症及冠心病发生的高危因素的卵巢癌患者，在无应用激素补充治疗其他禁忌证时可以考虑应用激素补充治疗。

雌、孕激素联合方案较单一雌激素和雌、孕激素序贯方案安全。

5．输卵管癌　输卵管的胚胎学和组织发生与子宫内膜相似。对早期及术后有明显症状者可小剂量雌、孕激素联合应用。

6．滋养细胞肿瘤　其发生与性激素的关系不大，不影响激素补充治疗的应用。

7．乳腺癌　原则上为激素补充治疗的禁忌证，但应考虑患者的意愿、乳腺癌的病理分型以及雌、孕激素受体测定等因素。若患者手术或放疗后围绝经期及泌尿道萎缩症状严重，骨质疏松高危，小剂量短疗程（2 年）无明显不良后果。雌、孕激素序贯或联合视有无子宫而定，外用药更为安全。

五、妇科恶性肿瘤的激素补充治疗的注意事项

◇ 激素补充治疗应尽量安排在肿瘤治疗后稳定状态的情况下。

◇ 有激素补充治疗的适应证，而没有其他禁忌证。

◇ 均应从年龄、肿瘤组织类型、分化、分期和激素受体等不同因素权衡利弊，充分知情同意。

◇ 尽可能小剂量、短时间。

◇ 对于不愿意接受激素补充治疗或存在激素补充治疗禁忌证的女性，可选择其他非激素制剂来治疗绝经症状，如植物类药物黑升麻异丙醇萃取物。

（张　岩　廖秦平）

甲状腺疾病

一、甲状腺功能亢进症

甲状腺功能亢进症（简称甲亢）常见的病因包括毒性弥漫性甲状腺肿、毒性多结节性甲状腺腺瘤及自主性高功能腺瘤等。亚临床甲亢指血清 TSH 水平低于正常值下限，而 TT_3 和 TT_4 在正常范围，不伴或伴有轻微的甲亢症状。

妊娠期间甲亢控制不良与流产、妊娠期高血压疾病、早产、低出生体重儿、胎儿生长受限、死产、甲状腺危象及孕妇充血性心力衰竭相关。

（一）诊断步骤

1．临床症状

◇ **典型症状**：怕热、多汗、消瘦、易饥、脾气急、心悸、手抖、大便次数多、疲乏无力、口渴及多尿。

◇ 月经量少或闭经、性欲减退。

◇ **不典型表现**：恶心、呕吐、严重腹泻，肝酶升高以及黄疸，淡漠无欲。

◇ 甲亢相关心脏病或肌病。

2．查体

◇ 甲状腺轻中度弥漫性肿大。

◇ 突眼。

◇ 窦性心动过速或心房纤颤等。

◇ 皮肤温暖、潮湿。

◇ 细颤及腱反射亢进。

◇ 脱发。

3．实验室检查

◇ 甲状腺功能（$TT_3\uparrow$，$TT_4\uparrow$，$FT_3\uparrow$，$FT_4\uparrow$，$TSH\downarrow$）：TT_3 和 TT_4 测定方法稳定，但受甲状腺素结合球蛋白（TBG）的影响。

◇ 甲状腺自身抗体：促甲状腺激素受体抗体（TRAb）、甲状腺球蛋白抗体（TgAb）和甲状腺过氧化物酶抗体（TPOAb）指标可能升高。

◇ 甲状腺超声检查：可见甲状腺增大，血流增加。

（二）临床甲亢的治疗

应在内分泌科医生的指导下治疗。

1．休息，避免高碘食物。

2．酌情应用 β 受体阻滞剂。

3．甲亢的三种治疗方法　抗甲状腺药物不会引起不可逆的甲减，但疗程长，复发率高；手术和放射性 ^{131}I 治疗的治愈率高，复发率低，但是术后甲减的发生率显著升高。

（1）抗甲状腺药物治疗：包括甲巯咪唑（他巴唑）和丙基硫氧嘧啶，应在内科指导下用药。

对于计划怀孕者，建议孕前停用甲巯咪唑，改为丙基硫氧嘧啶；如果联合应用左旋甲状腺素（L-T4）治疗，也停用。

（2）手术治疗

◇ 适应证：甲状腺明显肿大或有压迫症状者、疑有恶变者以及长期服药无效或反复发作以及不能坚持服药者。妊娠期如甲亢药物控制不佳，在妊娠中期可手术。

◇ 对于 TRAb 高的备孕女性，计划 2 年内妊娠者，可在 T_3 和 T_4 正常后手术治疗甲亢。

◇ 术前准备：术前需口服药物治疗，直至甲亢症状基本消失，体重增加，心率低于 90 次 / 分，T_3 和 T_4 正常。术前 2 周应用复方碘液，以减少术中出血。

◇ 甲状腺手术或 ^{131}I 治疗后 6 个月方可怀孕。如有甲减，则需要应用左旋甲状腺素替代治疗，使 TSH 维持在 0.3 ～ 2.5mIU/L。

（3）放射性 ^{131}I 治疗

◇ 疗效：服药后 2 ～ 4 周起效，3 ～ 4 个月可完全缓解，再次给药需半年以后。缺点为远期甲减的发生率高，且逐年增加。

◇ 妊娠及哺乳女性禁用。

4. 碘剂　用于甲状腺危象或甲亢患者急诊手术。碘剂通常与抗甲状腺药物同时应用或在抗甲状腺药物应用之后。复方碘液 5 滴 tid，48 ～ 72h 甲状腺功能即有明显下降。

（三）亚临床甲亢

3 个月左右复查甲状腺功能，以明确 TSH 是一过性降低还是持续降低。

◇ 如 TSH ≤ 0.1mU/L，推荐对以下患者进行治疗：年龄≥65岁，未接受雌激素或双膦酸盐治疗的绝经后女性，以及有心脏危险因素、心脏病或骨质疏松的患者和有甲亢症状的患者。

◇如TSH≥0.1mU/L且在正常低限以下，对年龄≥65岁的患者，以及有心脏病或甲亢症状的患者可以考虑治疗。

二、甲状腺功能减退症

因甲状腺本身疾病引起的功能减退称原发性甲减，见于桥本甲状腺炎后期、^{131}I治疗后及甲状腺手术后等，也有由于垂体及下丘脑病变引起的继发性及三发性甲减。如无临床症状，仅血中甲状腺激素水平正常或正常低限，或T_3正常，T_4轻度下降，TSH轻度升高者，称亚临床甲减。

妊娠期临床甲减会增加妊娠不良结局（早产、低体重儿和流产等）、妊娠期高血压和死胎的风险，对胎儿的神经和智力发育也可能有不良影响。

（一）诊断步骤

1. 临床症状

◇乏力、怕冷及嗜睡。

◇女性月经量多。

◇记忆力减退、反应迟钝及精神失常等。

2. 查体　黏液水肿面容，眼睑水肿，鼻翼及口唇厚，舌大，毛发稀疏、干脆，声音嘶哑，皮肤干燥。呼吸浅慢，严重时有心包、胸及腹腔积液。

3．实验室及其他检查

◇ $T_3\downarrow$，$T_4\downarrow$，$FT_3\downarrow$，$FT_4\downarrow$，$TSH\downarrow$。

◇ 脂代谢紊乱，肌酶可升高。

◇ 心电图检查示窦性心动过缓，T 波低平，可有完全性房室传导阻滞。

◇ 超声心动图示室间隔不对称性肥厚及心包积液。

（二）治疗

应在内科医生指导下治疗。

1．左甲状腺素替代治疗　妊娠时的替代剂量需要增加 30% ～ 50% 或以上。一般从 25 ～ 50μg/d 开始，每 1 ～ 2 周增加 25μg，直至达到治疗目标。在调整药量过程中应每 4 ～ 6 周测定 T_4 及 TSH。

2．临床甲减女性计划妊娠时，建议孕前 TSH 的控制目标在 0.1 ～ 2.5mIU/L，最理想的控制目标是 0.1 ～ 1.5mIU/L。

3．计划自然妊娠者，虽然尚无充足的证据决定是否应用左旋甲状腺素治疗亚临床甲减和甲状腺自身抗体阴性的女性，应用左旋甲状腺素可以在妊娠时阻止病情进展到更严重的甲减，小剂量左旋甲状腺素治疗的不良反应较少。

4．对采用体外受精或卵胞浆内单精子显微注射技术的亚临床甲减的女性应使用左旋甲状腺素治疗，将 TSH 控制在 2.5mIU/L 以下。

三、TPOAb 阳性

TPOAb 阳性最常见于桥本甲状腺炎。桥本甲状腺炎为自身免疫性甲状腺炎的一种。

（一）桥本甲状腺炎的临床表现

1. 无痛，甲状腺肿大，质地韧如橡木。

2. 甲状腺功能检查　5% 的患者表现为甲状腺毒症（T_3↑，T_4↑，TSH↓）。甲状腺功能可正常和甲状腺功能减退。

3. 甲状腺抗体（TgAb 和 TPOPAb）阳性。

（二）TPOAb 阳性者的治疗

1. 少碘饮食，计划妊娠者除外。

2. 对甲状腺功能正常的桥本甲状腺炎仅观察，出现甲减时予以左旋甲状腺素替代治疗。

3. 对有流产史且 TPOAb 阳性的甲状腺功能正常的女性，可每天给予左旋甲状腺素 25 ～ 50μg 起始治疗。

4. 甲状腺自身抗体阳性女性如接受辅助生育技术治疗，则流产风险增加。

目前尚无充足证据决定对 TPOAb 阳性的甲状腺功能正常的女性给予左旋甲状腺素治疗是否增加妊娠成功率。从利弊角度衡量，接受辅助生育技术的甲状腺功能正常的 TPOAb 阳性的女性应用左旋甲状腺素治疗可能获益，每天左旋甲状腺素 25 ～ 50μg 是起始治疗。

（高　莹）

宫腔镜在生殖内分泌疾病的应用

利用宫腔镜可以直视宫腔内的形态以及宫腔内病灶的部位、大小、表面色泽和血管分布等。宫腔镜检查比传统的诊断性刮宫、子宫输卵管造影以及 B 超检查更直观、准确、可靠，被称为现代诊断宫腔内病变的金标准。宫腔镜检查已成为新兴的、有价值的、必不可少缺少的妇科尤其是生殖内分泌疾病的诊治技术。

一、宫腔镜检查

1. 适应证　可疑有任何形式的宫腔内病变或形态异常而需要做出诊断和治疗，及术后随访者。

对不孕女性行宫腔镜检查的特殊指征包括：

◇ 异常子宫出血、阴道排液、经期腹痛及幼女阴道异物。

◇ 经阴道超声检查和子宫输卵管造影术显示异常的宫腔内声像学，如宫内占位病变。

◇ 宫内节育器异常、宫内异物，有妊娠残留物或剖宫产瘢痕妊娠。

◇ 不明原因的不孕症或复发性流产。

◇ 可疑子宫颈及宫腔粘连。

◇ 子宫畸形，如子宫纵隔等。

◇ 长期激素作用下子宫内膜的评估。

◇ 可疑子宫颈管病变。

◇ 宫腔镜手术后相关评估。

◇ 子宫内膜癌和子宫颈管癌手术前病变范围观察及镜下取活检。

◇ IVF-ET 失败后且以前未曾做过宫腔镜检查者。

2．禁忌证　尚无明确绝对禁忌证，以下为相对禁忌证。

◇ 急性生殖系统炎症。

◇ 子宫大量出血。

◇ 想继续妊娠者。

◇ 近期子宫穿孔或子宫手术史者（3个月内）。

◇ 宫腔过度狭小或子宫颈过硬，难以扩张者。

◇ 浸润性子宫颈癌。

◇ 患有严重的内科疾病，难以耐受麻醉或膨宫操作者。

◇ 有生殖道结核，未经适当抗结核治疗者。

◇ 血液病无后续治疗措施者。

◇ 术前测口腔体温 ≥ 37.5℃者，暂缓检查或手术。

3．检查时间　最佳时间为月经干净后1周内，必要时可选择除月经期外的其他时间。

4．麻醉及镇痛　可用局麻或丙泊酚（异丙酚）静脉全麻。

5．手术步骤

◇ 做好术前咨询工作，患者知情并签署同意书。

◇ 术前禁食，取膀胱截石位。常规消毒外阴、阴道和子宫颈，并铺消毒巾。

◇ 用子宫颈钳夹持子宫颈，探宫腔深度，扩张子宫颈至大于宫腔镜外鞘直径半号。

◇ 将宫腔镜与电视摄像、光源及膨宫系统连接。膨宫压力设在 80 ~ 100mmHg，排出膨宫液内的气体，打开膨宫液入水口，将宫腔镜缓慢置入子宫颈管和宫腔。检视顺序为子宫颈管、子宫颈内口、宫底、宫角、输卵管开口和宫腔四壁。

6. 正常宫腔镜像　膨宫良好时，子宫底展平，有时可见宫底略向内凸起，可清晰地观察到双侧宫角及输卵管开口。子宫内膜镜像随月经周期而有所变化（图 1 至图 5）。

◇ 增殖期：内膜平整光滑，呈红黄色，腺体开口清晰可见。在增生中晚期，内膜可有局限性波浪状隆起，或似息肉状。有时可清楚地看见血管走行。

◇ 分泌期：内膜增厚不光滑，表面呈息肉状、波浪状或绒状，常伴黏液漂浮。血管走行不易见。

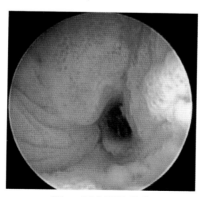

图1　子宫颈管黏膜

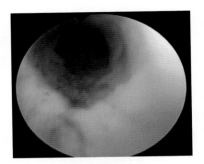

图 2　子宫颈内口

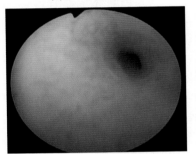

图 3　输卵管开口和增殖期子宫内膜

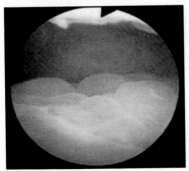

图 4　分泌期子宫内膜

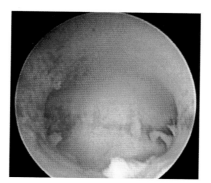

图 5　正常宫腔

◇ 绝经后：内膜菲薄、光滑、平整，可见点状或散片状瘀斑。

◇ 子宫颈管：黏膜淡红、泛白或红色，光滑，有纵行皱褶。子宫颈内口多呈圆形或椭圆形，边缘整切平滑。

◇ 输卵管口：位于子宫角，多呈光亮圆窝或瞳孔状。

◇ 其他镜像：常可见到漂浮的黏液、黏膜碎片、出血及气泡。

7. 异常宫腔镜像

◇ 宫腔内容物：如断裂或残留的节育器或胎儿碎骨，以及残留的胎盘、绒毛胎囊或蜕膜等（图 6）。

◇ 子宫内膜息肉：光滑、软。色白或与内膜同色，单发或多发，有蒂或无蒂（图 7、图 8）。

◇ 子宫黏膜下肌瘤：色白，表面有血管。分为 0 型、Ⅰ型和Ⅱ型（图 9）。

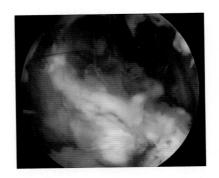

图 6　妊娠物残留

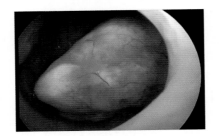

图 7　单发子宫内膜息肉

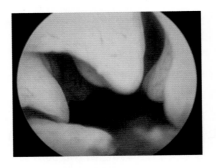

图 8　多发子宫内膜息肉

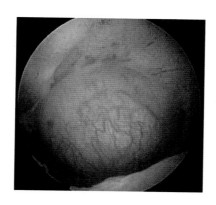

图 9 子宫黏膜下肌瘤

◇ 畸形子宫：如鞍状、双角、单角及纵隔子宫等（图 10）。

◇ 子宫颈、宫腔粘连：各种形式的子宫颈和宫腔粘连（图 11）。

◇ 肥厚：不平、水肿、增厚和分泌物多。

◇ 萎缩及纤维化：苍白、光滑，血管少，或有瘀斑。

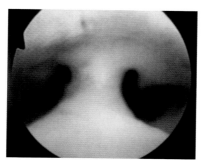

图 10 子宫纵隔

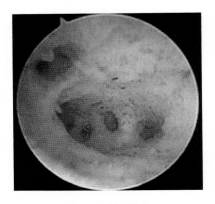

图 11　宫腔粘连

◇ 出血：点、片状瘀斑或出血。

◇ 子宫内膜非典型增生及内膜癌：颜色苍白或暗黄，质地脆，可见较密集迂曲扩张的血管，局部可有坏死。

二、宫腔镜手术

1．适应证

◇ 久治无效的异常子宫出血，患者无生育要求而有保留子宫的愿望。

◇ 子宫内膜息肉。

◇ 影响宫腔形态的子宫黏膜下肌瘤。

◇ 宫腔粘连。

◇ 子宫畸形。

◇ 宫腔内异物。

◇ 与妊娠相关的宫腔病变如宫内妊娠产物残留和剖宫产瘢痕妊娠。

◇ 子宫内膜异常增生。

◇ 幼女阴道异物。

2．禁忌证　与宫腔镜检查相同。

3．宫腔镜手术的基本操作

◇ 机械分离、切除、摘除：通过宫腔镜操作孔置入微型钳和微型剪对粘连组织、息肉、残留异物和子宫纵隔进行分离和剪切、摘除。

◇ 电切割：以高频电为能源，使用环状、针状电极及旋切器等对病变进行切除或分离。

◇ 电凝固：以高频电或激光为能源，使用球状或柱状电极对病变部位进行凝固和破坏，主要用于电切后止血及凝固子宫内膜。

◇ 输卵管插管与通液：将输卵管导管经宫腔镜操作孔插入输卵管间质部，注入亚甲蓝通液，评估输卵管通畅情况。

4．常见的手术技能与技巧

◇ 子宫内膜息肉摘除术：根据息肉的形态、大小及根蒂部位选择微型剪刀切除或电切割。对有生育要求的患者，既要切除息肉根部，还要注意保护子宫内膜。

◇ 子宫内膜切除术：以环状或球状电极顺序切除或凝固子宫内膜。深度为子宫内膜全层及其下方2～3mm 的肌肉组织。部分切除终止于子宫颈内口上方 0.5～1.0cm，完全切除终止于子宫颈内口下0.5～1.0cm。

◇ 子宫肌瘤切除术：根据不同类型的肌瘤实施手术，建议在超声监视下手术。

①0型黏膜下肌瘤：对瘤体较小、估计可经子宫颈完整取出者，可用卵圆钳钳夹瘤体，旋转后取出；或者用环状电极切除肌瘤根部，然后用卵圆钳取出；或者用旋切器直接切除。对于瘤体较大者，应先用环状电极分次切割瘤体，然后用卵圆钳取出。

②Ⅰ型和Ⅱ型黏膜下肌瘤：用电极在肌瘤最突出的部位切开肌瘤包膜，然后切除。术中可以使用催产素及水分离等方法促使肌瘤向宫腔内移动。

◇子宫纵隔切除术：手术需在超声或腹腔镜监视下进行。

①子宫不全纵隔：用微型剪或电极切开纵隔，从下缘开始，沿中线左右交替至纵隔基底部位，宫底展平，有时可见宫底略向内凸起，可同时观察到双侧宫角及输卵管开口。术中尽量避免损伤正常子宫肌壁。

②子宫完全纵隔：自宫颈内口水平切开纵隔，切通宫腔后按照不全纵隔的切割方法手术，不必切除子宫颈部分。

◇宫腔粘连分解术：在超声或腹腔镜的监视下先用探针及子宫颈扩张器分离部分粘连，然后以微型剪或电极分离粘连带。术中操作应沿宫腔中线向两侧进行。注意子宫腔的对称性，完全打开至宫底，尽量打开两侧宫角以暴露输卵管开口。对瘢痕组织可用环状电极切除。术毕将物镜退至子宫颈内口处，观察子宫腔的形态及对称性。术中需特别注意对正常子宫内膜的保护。

◇宫腔异物取出术

①宫内节育器：对断裂、残留及嵌顿的节育器常

可在宫腔镜直视下用微型钳取出；对于残留肌壁间的节育器，酌情联合超声定位切开子宫肌壁，找到节育器并将其取出。

②妊娠组织：依据残留组织的类型及残留部位，酌情选择微型钳、吸管、卵圆钳及电极取出残留物。术中注意保护正常的子宫内膜，避免子宫穿孔。

◇剖宫产瘢痕妊娠：对于内生型，或外生型但瘢痕组织厚度＞3mm者，可考虑行宫腔镜下病灶切除术，同时电凝创面止血。具有术中及术后出血较少、HCG下降相对较快的优点，并可缩短平均住院时间。对于术前影像学检查提示妊娠病灶局部血运丰富的，可考虑术前行选择性子宫动脉栓塞术以提高手术成功率，减少术中出血。

◇宫腔镜输卵管间质部插管术：在宫腔镜直视下放置输卵管导管并注入亚甲蓝，以评估输卵管通畅情况。

（于晓兰）

腹腔镜在妇科生殖内分泌
疾病的应用

　　腹腔镜作为一种诊断和治疗疾病的微创方法，以创伤小、恢复快及效果佳等诸多优势在妇科临床广为应用。随着医疗技术和器械的革新与进步，目前其已经成为妇科常见疾病诊治的主要方法。特别是在妇科生殖内分泌疾病，如诊治不孕不育、生殖道畸形、子宫内膜异位症及性腺疾病等，已成为首选的检查和手术途径。

一、腹腔镜检查的适应证

　　通过腹腔镜这一有创的检查方法，能明确一些过去认为"原因不明"的生殖内分泌疾病。例如：内生殖器官发育畸形、慢性盆腔痛、多囊卵巢综合征、附件包块、子宫肌瘤、子宫内膜异位症、盆腔炎性疾病后遗症、输卵管性不孕以及原因不明的不孕等。

　　通过腹腔镜手术可以分离粘连、进行输卵管通畅试验、造口、整形或切除、卵巢打孔或活检、肿物剥除或切除、子宫内膜内异症病灶切除或电灼、子宫整形或切除、异位妊娠手术、46XY 者性腺切除及不同类型的病灶去除或切除术。

二、几种妇科生殖内分泌疾病的腹腔镜手术

1. **先天性生殖道畸形矫治术**　此类手术种类繁多，术式各异，难易程度不同，应根据患者的具体情况采取个体化治疗方案。腹腔镜多用于较为复杂的子宫畸形矫治，将子宫纵向剖开、横向缝合，以恢复子宫的正常解剖，使之能够适合受精卵着床并生长发育。此手术要求术者有较高的内镜操作水平，应谨慎施术。术后应认真管理患者，指导其妊娠及分娩。

2. **46 XY 性腺切除术**　根据临床表现及辅助检查明确诊断后，实施腹腔镜下切除这一操作，难度不大。术中仔细辨识性腺组织和输尿管的走行，以防止损伤输尿管。必要时借助快速冰冻病理，不失为一种确诊方法。

3. **子宫肌瘤／子宫腺肌瘤剔除术**　适用于子宫肌瘤／腺肌瘤较大（壁间肌瘤 ≥ 5cm）、压迫宫腔及影响生育功能者。月经干净 3～7 天为最佳手术时机。术中尽量避免穿透宫腔，严密缝合子宫切口，防止血肿形成和切口感染。术后严格避孕 6～12 个月。孕晚期加强保健，适时终止妊娠。

4. **卵巢子宫内膜异位囊肿剥除术**　对于临床表现和影像学检查可疑或明确诊断的卵巢子宫内膜异位囊肿，如影响患者的内分泌功能或生育能力，可行腹腔镜手术，以去除病灶、松解粘连及恢复解剖，可同时行输卵管通液，了解输卵管状况。术中注意卵巢功能的保护，避免过度去除和电凝破坏卵巢组织。有生育要求者，术后积极助孕；无生育要求者，术后辅以

药物治疗，防止复发。

5. 多囊卵巢综合征卵巢打孔术　用于药物治疗无效的多囊卵巢综合征患者。术中选用单极电针，选择无血管区，根据具体情况决定打孔数量，防止过多打孔而致卵巢早衰。术后加强监测，必要时再辅以药物治疗，以恢复其内分泌功能。

6. 附件包块切除术　育龄女性的附件包块多以炎性包块为主（输卵管卵巢包裹性囊肿），保守治疗的效果不佳，可行腹腔镜下患侧附件切除术。术中注意分解粘连、恢复解剖之后再切除附件。处理骨盆漏斗血管时，应辨识输尿管的走行，防止损伤。如术中盆腔粘连较重，创面较大，可应用防粘连材料，以预防术后再粘连的发生。必要时放置引流管。

7. 剖宫产瘢痕憩室修补术　对于憩室较大、有生育要求，或因憩室导致月经异常者（除外卵巢功能紊乱所致的月经不调），可考虑行宫、腹腔镜联合手术。月经干净 3～7 天为最佳手术时机。术中先行宫腔镜检查，明确憩室的部位和大小，再于腹腔镜下打开膀胱腹膜反折，下推膀胱。在宫腔镜的指示下，切开子宫肌层，切除憩室。镜下缝合后，再行宫腔镜检查确定憩室是否被完全切除。建议术后严格避孕 1 年，待子宫下段瘢痕愈合后，再考虑生育问题。

8. 输卵管通液 / 成形术　用于可疑输卵管粘连或远端梗阻，术中可同时分解粘连，恢复输卵管解剖，与宫腔镜联合效果更优。应于月经干净 3～7 天施术。此期子宫内膜最薄，通液成功率最高。术中分离粘连时，尽量避免伤及输卵管和卵巢。术后积极监测排卵，必要时采取辅助生育措施，以争取尽早妊娠。

9. 输卵管切除术 用于输卵管妊娠包块较大、输卵管积水致输卵管严重变形者。如与卵巢粘连，应先松解粘连，之后再予以切除，切忌伤及卵巢，影响患者的内分泌功能。尽量将输卵管完全切除，防止术后再次妊娠时输卵管间质部妊娠的发生。如为异位妊娠手术，术中尽量完整取出输卵管，防止滋养细胞散落而致持续性异位妊娠的出现。必要时术后监测血HCG 变化及追加 MTX 治疗。

（尹 玲）

超声在生殖内分泌疾病的应用

女性盆腔的标准超声检查应同时结合经腹部超声（TAS）和经阴道超声（TVS）检查。对于一些特殊病例，还需结合经阴道彩色多普勒（TVCDF）。TVS避免了TAS声束经腹壁产生的声衰减，使高频探头更加接近靶器官，从而更好地显示女性盆腔解剖结构。TAS需要充盈膀胱以提供良好的透声窗。在显示距阴道较远的器官上，TAS较TVS更具有优越性。

一、经阴道超声检查概述

（一）适应证

1. 妇科疾病筛查。
2. 正常及异常妊娠。
3. 辅助生殖技术。

（二）禁忌证

1. 无性生活的患者。
2. 不愿进行阴道检查的患者。

二、盆腔器官的常规超声测量

（一）子宫的测量

1. 纵切面

◇ 子宫长径：正中矢状切面宫底浆膜层至子宫颈的距离（图1）。

◇ 子宫前后径：垂直于子宫正中矢状切面子宫长轴的最大厚度图（图1）。

2．横切面

◇ 子宫横径：横断面显示两侧宫角部内膜时子宫底部的宽度（图2）。

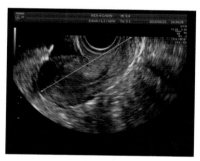

图1　子宫纵切面长径（黄色箭头）及前后径（红色箭头）测量

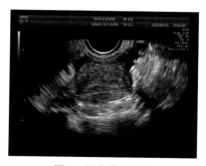

图2　子宫横径测量

（二）子宫内膜的测量

1．矢状切面评估子宫内膜。

2．内膜厚度　包括宫腔两层内膜，边界为内膜与肌层交界处（图3）。

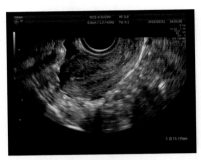

图3　子宫内膜厚度测量

3．内膜回声　月经期内膜呈中低不均匀回声，有液性暗区。增生早期呈线样高回声；排卵期呈三线征，中央内膜之间及两侧基底层外侧为高回声，高回声之间为低回声的内膜功能层。分泌期基底层与功能层呈均匀中等回声。

4．内膜血流　螺旋动脉在围排卵期易显示，经阴道能量多普勒可显示功能层内的螺旋动脉，RI值在卵泡期约为0.64，在黄体期为0.50，绝经后5年无法显示。内膜下层和功能层的螺旋动脉缺失可能与不孕症有关。

（三）卵巢的测量

包括卵巢的长 × 宽 × 厚，根据临床需要计窦卵泡数目、最大卵泡径线及优势卵泡的三径线（图4）。

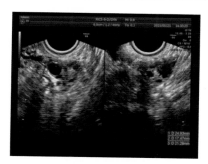

图 4　卵巢的测量

（四）输卵管的测量

正常输卵管很难探查，故不做常规测量。当输卵管有病变如积水、炎症、肿瘤时，需测量包块大小及血流。

三、常见妇科内分泌疾病的超声诊断

（一）生殖道畸形

1. 外阴阴道发育异常

（1）处女膜闭锁：①阴道内积血：在子宫颈下方可探及液性暗区，内为无回声或细密的点状低回声（图5）。②宫腔积血：部分可见宫腔内液性暗区，与阴道相通（图6）。③盆腔内积血：积血逆流至盆腔，在宫旁形成囊肿（图7）。

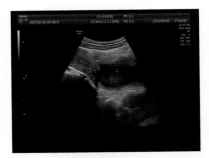

图 5　处女膜闭锁：阴道内积血

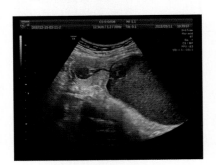

图 6　处女膜闭锁：宫腔内积血

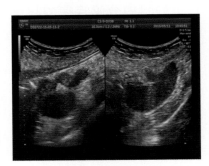

图 7　处女膜闭锁：盆腔内积血

（2）阴道发育异常：包括先天性无阴道、阴道闭锁、阴道横隔、阴道纵隔及阴道斜隔综合征。以上情况均可导致经血排出受阻，超声主要表现为生殖道积血及盆腔积血。阴道纵隔常合并双子宫畸形。阴道斜隔综合征常表现为双子宫，一侧宫腔积血伴阴道旁囊肿（斜隔），斜隔侧肾缺如。

2．子宫发育异常

◇ 始基子宫：在膀胱后方可探及实性子宫样回声，无内膜样回声。

◇ 幼稚子宫：子宫各径线均小于正常，前后径＜2cm；宫体与宫颈之比为1：1或2：3，有内膜。

◇ 单角子宫：子宫偏小，子宫一侧宫角缺如，宫腔底部仅显示一侧宫角内膜，可合并对侧残角子宫，三维超声显示单角，子宫输卵管超声造影可显示一侧输卵管不显影（图8、图9），可合并一侧肾缺如。

◇ 残角子宫

①Ⅰ型：残角子宫有内膜，与单角子宫宫腔相通。

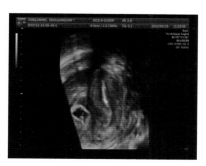

图8　单角子宫：宫腔三维成像

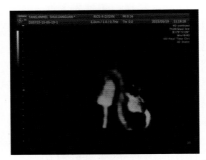

图9 单角子宫：子宫输卵管超声造影仅显示一侧输卵管

②Ⅱ型：残角子宫有内膜，与单角子宫宫腔不相通。

③Ⅲ型：残角子宫无内膜。

◇双子宫：二维超声可见两个独立的子宫，两子宫颈分开或融合（图10），可探及两团子宫腔及子宫颈管内膜回声，三维超声有助于诊断。

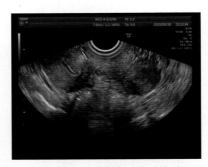

图10 双子宫：二维超声显示两个独立子宫

◇ 双角子宫（图 11）

①常用诊断标准：宫底明显增宽，宫底浆膜层凹陷＞1cm，内膜呈分开状，两侧宫角内膜间距＞4cm。

② 2013 年欧洲人类生殖与胚胎学会（ESHRE）诊断标准：宫底浆膜层内陷＞50% 的宫壁厚度。

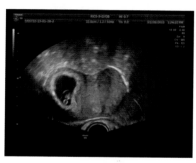

图 11　双角子宫

◇ 纵隔子宫（图 12）

①常用诊断标准：宫底增宽，宫底浆膜层凹陷＜1cm，内膜呈分开状，两侧宫角内膜间距＜4cm，两侧内膜夹角＜90°。

② 2013 年 ESHRE 诊断标准：宫底浆膜层内陷＞50% 宫壁厚度，宫腔内隔厚度＞50% 宫壁厚度。

◇ 弓状子宫：子宫外形正常，宫底无切迹；宫腔底部内膜呈弧形内凹，深度＜1cm，两侧内膜夹角＞90°（图 13）。

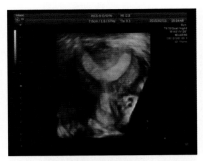

图 12　纵隔子宫：宫腔三维超声成像

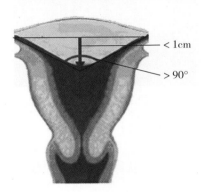

图 13　弓状子宫示意图

（二）子宫平滑肌瘤

子宫肌层回声不均，可见子宫增大，形态不规则。肌层内单发或多发类圆形低回声结节，边界清晰。结节内部回声不均匀，可见回声衰减呈"光栅"样或"百叶窗"样。CDFI 显示肌瘤周边呈环状血流信号。

1. 根据肌瘤常见部位可分为：

◇ 肌壁间肌瘤（图 14）。

◇ 浆膜下肌瘤：低回声结节与子宫间有蒂相连。

◇ 黏膜下肌瘤：肌瘤完全位于宫腔，有蒂与肌层相连为 0 型（图 15）；无蒂，肌瘤肌层内部分 < 50% 为 Ⅰ 型；无蒂，肌瘤肌层内部分 > 50% 为 Ⅱ 型。

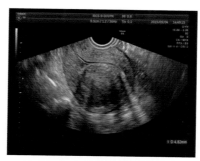

图 14 子宫后壁肌壁间平滑肌瘤

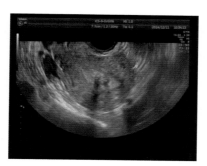

图 15 0 型子宫黏膜下肌瘤

2．肌瘤变性时，超声表现不典型

◇ 玻璃样变：内部呈均匀低回声。

◇ 囊性变：内部可见大小不等的无回声囊区。

◇ 脂肪变性：内部回声中等偏高。

◇ 钙化：内部或边缘呈强回声。

（三）子宫腺肌病

子宫均匀增大，典型者宫体饱满，呈球状。肌层弥漫性增厚，回声不均匀，低回声条纹呈放射状贯穿肌层，肌层内可见散在囊性无回声区（图16）。CDFI显示肌层内增多的散在分布的血流信号。腺肌瘤呈局灶性回声不均，边界不清，内见散在血流信号。

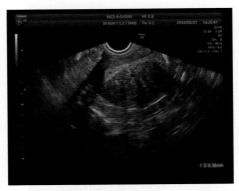

图16 子宫腺肌病。肌层弥漫性增厚，回声不均，肌层内散在囊性无回声区

（四）子宫内膜回声异常

1．宫腔积液 绝经后女性多见，内膜薄，呈细

线状，宫腔内可见均匀无回声的液性暗区，透声好。

2．宫腔积血　显示为宫腔内液性暗区，内见点状回声伴流动。发生陈旧性积血时，可见不规则片状中等偏高回声团。

3．宫腔积脓　宫腔内液性暗区透声差，内见絮状或短线样高回声漂浮。内膜回声不均匀。

4．宫腔粘连　子宫内膜回声不均，可见断续条状低回声带阻断，上方可见积液。

5．子宫内膜增生　子宫内膜增厚，大于15mm；内膜回声不均匀，呈中等回声或中等偏高回声，内可见大小不等的囊区。CDFI显示内膜可见点状血流信号，非典型增生时血流信号较丰富，血流阻力指数降低。

6．子宫内膜息肉　内膜回声不均，宫腔线弯曲。宫腔内可见单个或多个中等回声团，与内膜有界限，较大者内可见囊区。CDFI可见自宫壁发出至团块内的点状或条状血流信号（图17、图18）。

7．子宫内膜癌　内膜增厚，绝经后如内膜≥5mm应警惕。内膜呈局灶性或弥漫性增厚，回声不均，亦可呈息肉样。病灶与宫壁界限可不清晰，可侵及肌层及浆膜层。CDFI显示病灶内血流信号丰富，血流方向杂乱，阻力指数低（图19）。

（五）常见附件区包块

1．附件区囊性肿物

◇ 滤泡囊肿：为生理性，可见一侧卵巢内单发无回声囊区，边界清晰，囊壁光滑，多数直径小于

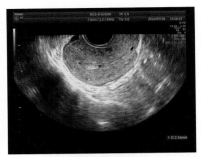

图 17　子宫内膜息肉。宫腔内中等回声团

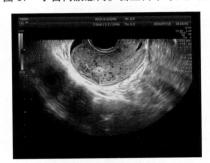

图 18　子宫内膜息肉。CDFI 显示息肉内血流信号

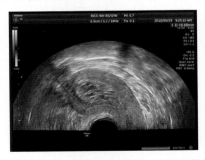

图 19　子宫内膜癌。内膜增厚回声不均，CDFI 显示病灶内血流信号

5cm，在囊肿外周部分可探及血流信号（图20）。

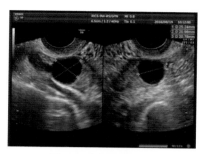

图 20　卵巢滤泡囊肿

◇ 黄体囊肿：月经前多见，通常为一侧卵巢内囊肿，直径 2 ～ 6cm。囊内回声多样：无回声、囊性网格样回声或片状实性低回声（图21）。在囊肿周边可探及血流信号，囊内实性区无血流。黄体发生破裂后，盆腔内可探及积液。

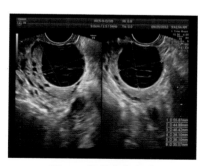

图 21　卵巢黄体囊肿

◇ 黄素化囊肿：双侧卵巢增大，大小为 5 ～ 15cm，内呈多房囊性，分隔内壁光滑，囊肿周边及隔上可探及血流信号（图 22）。常伴发于葡萄胎、双胎、多胎及宫内残留等。

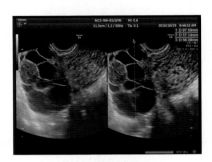

图 22　卵巢黄素化囊肿

◇ 卵巢多囊样改变：为一侧或双侧卵巢增大，卵巢皮质内卵泡直径 2 ～ 9mm，卵泡数 > 12 个或卵巢体积 > 10ml（图 23）。

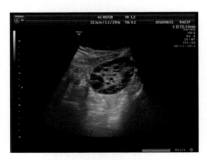

图 23　卵巢多囊样改变

◇ 卵巢过度刺激综合征：双侧卵巢明显增大，可达 8cm 以上，呈多房囊性，每个囊区 1 ～ 5cm，囊壁分隔薄，囊内无回声，可伴腹腔积液或胸腔积液。

◇ 子宫内膜异位囊肿：表现为卵巢内单发或多发囊区，囊内为无回声伴细密均匀点状低回声，亦可见片状及絮状回声，囊壁回声粗糙，壁厚，可见分隔。在囊肿周边可探及血流信号（图 24、图 25）。

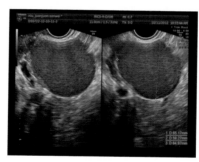

图 24　卵巢子宫内膜异位囊肿（单房）

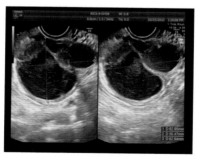

图 25　卵巢子宫内膜异位囊肿（多房）

◇ 卵巢良性上皮性肿瘤

①浆液性囊腺瘤：多为单侧单房无回声囊肿，包膜完整，有时内壁可见小乳头，囊壁或乳头上可探及少许血流信号（图 26）。

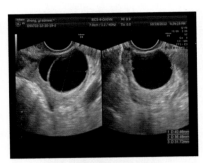

图 26　卵巢浆液性囊腺瘤

②黏液性囊腺瘤：囊肿较大，多房，囊内可见均匀细点状回声，隔上及囊壁可探及血流（图 27）。

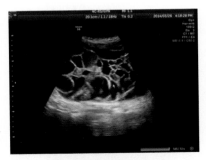

图 27　卵巢黏液性囊腺瘤

◇ 输卵管积水：附件区不规则囊性包块，形态迁曲，呈"腊肠样"，内壁薄，可见不完整的分隔，无回声（图28）。如积脓，则内壁粗糙、增厚，囊内回声不均，透声差，壁上可探及血流信号。

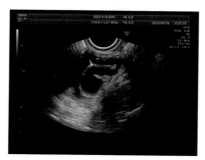

图28　输卵管积水

2．附件区囊实性及实性肿物

◇ 卵巢成熟性畸胎瘤：为卵巢内囊实性肿物，内部回声杂乱，囊性部分可见脂液分层及短线样强回声（毛发），实性部分可呈低回声、中等回声及强回声团（骨骼或牙齿），后方可见声影（图29）。在肿物周边可见血流信号，实性区内无血流。

◇ 未成熟性畸胎瘤：肿物内实性低回声成分增多，回声不均，实性区内有血流信号。

◇ 卵巢纤维瘤：表现为卵巢内实性、均匀、极低回声团，后方伴宽大声影（图30），边界清晰，实质内无血流或极少血流信号，可伴有胸腔或腹腔积液。

◇ 卵巢卵泡膜细胞瘤：为实性中低回声，回声欠均匀。如含纤维成分，则回声偏低（图31），后方声

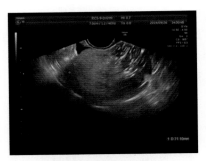

图 29　卵巢成熟性畸胎瘤

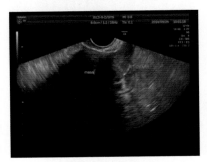

图 30　卵巢纤维瘤

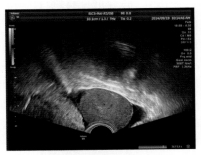

图 31　卵巢卵泡膜细胞瘤

衰减不明显，实质内可见少量血流信号。

　　◇卵巢恶性肿瘤：呈实性或囊实性，形态不规则，边界不清，肿物内囊性区囊壁薄厚不均，可见多发较大乳头，呈菜花样（图32）。实性成分多，回声不均，形态不规则，在分隔、囊壁、乳头及实性区内均可探及丰富的血流分布，呈低阻型（图33），常见腹水。

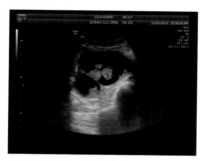

图32　卵巢恶性肿瘤：囊区内多发菜花样乳头样凸起

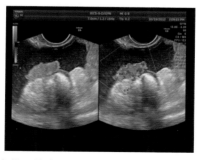

图33　卵巢恶性肿瘤：实性成分内可见丰富的血流信号

◇附件区炎性包块：为盆腔一侧或双侧不规则囊实性包块。包块活动度差，探头加压时可有明显触痛，团块包膜反射粗糙，内部回声杂乱，可探及较丰富的血流信号（图34、图35）。

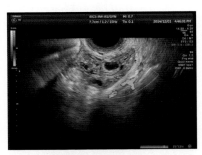

图34 卵巢炎性包块内可见血流信号

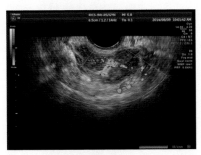

图35 输血管炎性包块内见血流信号

（六）妊娠相关疾病的超声诊断

1. 宫内胚胎停育的诊断标准　胎儿顶臀长≥7mm且无胎心搏动，孕囊平均直径≥25mm且无胚胎，检查出无卵黄囊的孕囊2周后不见有心跳的胚胎，检查出有卵黄囊的孕囊11天后仍不见有心跳的胚胎。

2．葡萄胎　子宫增大，宫腔内回声杂乱，内见大小不等的囊区，呈蜂窝状（图36）。部分性葡萄胎宫内可见胎囊样回声，可见宫腔积血，卵巢黄素化囊肿。

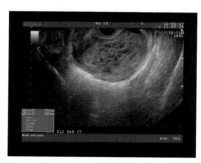

图36　葡萄胎：宫腔内大小不等的囊区呈蜂窝状

3．异位妊娠

◇ 输卵管妊娠：子宫稍大，宫腔内可见假孕囊。卵巢与子宫之间见不均质囊实性包块，内可见双环征的囊区，如见胎芽及卵黄囊可明确诊断（图37、图38）。团块内可探及血流信号。如破裂，包块内回声杂乱，无包膜，盆腔内见游离液性暗区。

◇ 卵巢妊娠：卵巢增大，内见有双环征的囊区。不典型者可仅见不均质回声团，有血流信号，易漏诊。

◇ 剖宫产瘢痕妊娠：子宫增大，宫腔上段及子宫颈管内均未见孕囊。子宫前壁剖宫产切口处可见孕囊或不均质回声团，与肌层界限不清，可向宫腔内或膀胱突出（图39、图40）。切口处肌层薄，严重者肌层

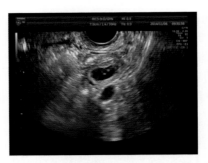

图 37　输卵管异位妊娠：可见孕囊及卵黄囊

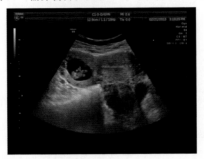

图 38　右侧输卵管异位妊娠。膨大的输卵管内可见孕囊，囊内可见胎芽

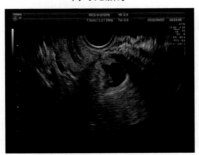

图 39　剖宫产瘢痕妊娠。孕囊凸向前壁切口处

及浆膜层回声消失。CDFI 显示孕囊或团块内及周边可探及血流信号，尤其与切口周围肌层之间血流丰富（图41）。

　◇宫颈妊娠：子宫体正常大小，宫腔内未见孕囊样回声，子宫颈内外口闭合。子宫颈膨大，子宫颈管内见孕囊样回声，在孕囊周边可探及丰富的血流信号（图42）。

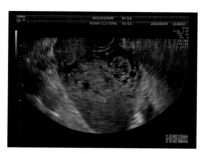

图40　剖宫产瘢痕子宫。宫腔下段及前壁切口可见不均质回声团，前壁肌层菲薄

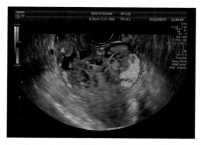

图41　剖宫产瘢痕妊娠内可见丰富的血流信号

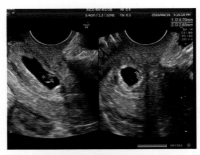

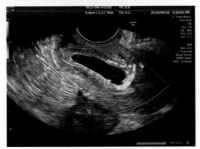

图 42　宫颈妊娠。孕囊周边血流信号丰富

◇宫角妊娠：内膜增厚，一侧宫角部饱满并向外突起。在宫角部可探及孕囊样回声，与宫腔相通。在孕囊外周探及较薄的肌层，周边血流信号丰富（图43）。

四维子宫输卵管超声造影详见输卵管通畅度检查。

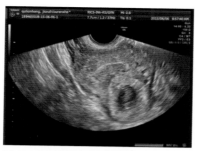

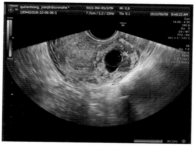

图 43　左侧宫角妊娠。外侧肌层内可见丰富的血流信号

（张潇潇）

输卵管通畅度检查

输卵管疾病是引起女性不孕的重要因素。评估输卵管通畅性的方法有多种，每种方法各有其优缺点，通常在月经干净 3～7 天施行，当月禁性生活。

一、X 线监视下子宫输卵管造影（HSG）

HSG 是目前评估输卵管通畅性的传统和标准方法，检出病变的敏感性高，假阳性率低。可以观察子宫和输卵管的内部形态，同时也可以提供一些治疗上的帮助。

1．制剂　油剂：40% 碘油。水剂：60% 泛影酸钠、76% 泛影葡胺及 40% 碘奥酮（碘吡啦啥）。

2．方法及注意事项

◇ 造影前化验：血、尿常规，以及凝血、感染筛查、血型、心电图及阴道分泌物检查。

◇ 造影前半小时做碘过敏试验。

◇ 透视下子宫输卵管充盈时摄第一片。水剂 10～15min 后、油剂 24h 后摄延迟像弥散片。

◇ 宫腔内置尿管，向球囊内注入盐水，推送造影剂。

◇ 造影后禁性生活及盆浴半个月。

3．结果判读

◇ 输卵管通畅：正位片显示两条输卵管弯曲在子

宫两旁，由上向外下走行。造影剂先充盈峡部，后充盈壶腹部，然后进入盆腔扩散。第二片无子宫输卵管影，盆腔内显示散在的云雾状造影剂（图 1）。

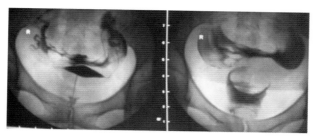

图 1　双侧输卵管通畅（右侧为弥散片）

◇ 输卵管阻塞：输卵管不显影为间质部阻塞，只显影一段为峡部阻塞，显影至远端为伞部阻塞。第二片盆腔内无造影剂影。

◇ 输卵管部分通畅：少量造影剂进入盆腔，第二片见输卵管内及盆腔内均有造影剂影，表示输卵管部分阻塞或狭窄。

◇ 输卵管积水：输卵管远端扩张呈长形囊状，造影剂呈珠状积聚于输卵管内。第二片盆腔内无造影剂影（图 2）。

◇ 输卵管与周围组织粘连：造影剂从输卵管流出后聚集于输卵管周围成囊状而不扩散，提示输卵管伞与周围组织有粘连。

◇ 输卵管结核：输卵管走行僵直，多发性狭窄，呈串珠状，有的可见钙化点。

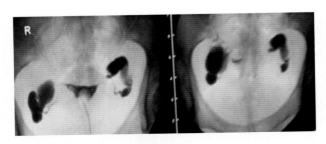

图 2 双侧输卵管积水（右侧为弥散片）

◇ 输卵管发育异常：输卵管过长或过短、异常扩张的输卵管、憩室及双输卵管开口等。

二、超声监视下子宫输卵管造影

随着超声技术和造影剂的发展，子宫输卵管超声造影（HyCoSy），尤其是 4D-HyCoSy，可以动态观察造影剂在宫腔、输卵管及盆腔内的流动情况，并可同时检查子宫、卵巢及输卵管的形态、活动度及盆腔肿物。与传统 HSG 相比，HyCoSy 有相似的敏感性和特异性，同时具有安全及重复性好的优势。

◇ 仪器：采用 GE Voluson E8 或 E6 超声诊断仪，配备 Coded Contrast Imaging（CCI）软件和经阴道容积探头。

◇ 造影剂：将六氟化硫微泡造影剂冻干粉剂加入 5ml 生理盐水配置成微泡混悬液，再抽取 2ml 加生理盐水稀释成 20ml 备用。

◇ 方法

①患者术前接受预防性抗生素及静脉镇痛药。

②宫腔放置导尿管，向球囊内注入生理盐水

1.5 ～ 2.0ml。

③采用常规二维超声扫查盆腔并进行三维超声预扫描，并调整采集的起始切面。

④启动四维造影模式，缓慢、匀速地向宫腔内注入造影剂，采集动态容积数据，观察造影剂是否自输卵管伞端溢入盆腔。

⑤再次采集三维容积数据及二维造影图像。

⑥取出导管后，在造影模式下进行容积成像，评估宫腔形态；记录造影剂反流量、推注压力及患者疼痛度。

⑦结果评价　见表1、图3、图4。

表1　输卵管造影结果评价

	通畅	通而不畅	阻塞
推注阻力	无	有	明显
造影剂反流	无	少	几乎全部
输卵管显影	迅速	延迟	部分或全部未显影
输卵管走行	自然柔和	迂曲、盘旋或成角	部分或全部未显示
输卵管腔形态	均匀、光滑	纤细结节状	部分或全部未显示
卵巢周围弥散	环状	半环状	无
盆腔弥散	明显	少	无

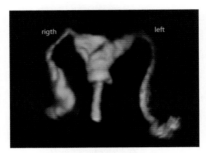

图 3　双侧输卵管通畅

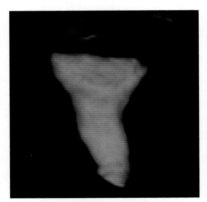

图 4　双侧输卵管间质部阻塞

三、输卵管通液试验

1. 常用液体及药物　注射用水 20 ～ 50ml，庆大霉素 8 万 IU，地塞米松 5mg，透明质酸酶 1500IU 或糜蛋白酶 4000 ～ 8000IU，2% 普鲁卡因 2ml。

2. 操作时间及注意事项　术前半小时肌内注射阿托品 0.5mg。采用气囊导管，将上述混合液缓缓推入宫腔。

3. 结果判定

◇ 输卵管通畅：注液无阻力，无液体回流，患者无腹痛。

◇ 输卵管通而不畅：注液有阻力，但不大，液体少量回流，患者轻微腹痛。

◇ 输卵管阻塞：注液阻力大，最多注入 8 ~ 10ml 即不能再注入，液体回流多，患者腹痛明显。

◇ B 超监视下可以辅助结果判断，可见通畅侧液体流动及后陷凹积液。

四、腹腔镜下输卵管染色通液检查

染色通液检查是输卵管通畅试验的金标准。染液可选择亚甲蓝或靛蓝胭脂红经子宫颈注入，腹腔镜直视下了解输卵管通畅性。本检查可以明确 HSG 较难发现的伞端包裹或输卵管周围粘连。与 HSG 相比，腹腔镜的侵入性更大，费用更高，可以发现腹膜因素，也可以同时治疗，但不能检查子宫腔和输卵管内壁情况。

（张潇潇　薛　晴）

内分泌腺功能试验

1. 孕激素试验

◇ 目的：适于闭经女性，评价内源性雌激素水平及生殖道的完整性。

◇ 方法：每日肌内注射黄体酮 10 ~ 20mg，共 3 ~ 5 天，或每日口服地屈孕酮 10mg tid，共 5 ~ 7 天。

◇ 结果判定：若停药后 3 ~ 7 天出现撤退性出血，为阳性。

◇ 意义：阳性表明下生殖道通畅，体内有充分的雌激素，子宫内膜对雌、孕激素有反应。造成闭经的原因可能在下丘脑 - 垂体，而造成排卵障碍。阴性提示体内缺乏雌激素或生殖道完整性异常。

2. 雌激素试验或人工周期试验

◇ 目的：孕激素试验阴性时应用。

◇ 方法：口服补佳乐 1 ~ 2mg/d，共 21 天，用药的最后 7 天加用黄体酮；或口服克龄蒙每日 1 片，共 21 天；或芬吗通（2mg）每日 1 片，共 28 天。

◇ 结果判定：若停药后 3 ~ 7 天出现撤退性出血，则为阳性，否则为阴性。

◇ 意义：阳性表示子宫内膜有功能，闭经是由于体内雌激素不足所致。阴性表示病变在子宫，对阴性者需用 2 倍量雌激素重复试验周期。

3. 促性腺激素试验（卵巢兴奋试验）

◇ 目的：鉴定闭经原因在卵巢、垂体或下丘脑。孕激素及人工周期试验阳性时用。

◇ 方法：于撤退性出血第 5 天起，肌内注射 HMG 或 FSH 75 ～ 150IU/d，连续 4 ～ 5 天后，监测血清 E_2 水平，并通过 B 超监测卵泡。若 E_2 升高及有卵泡发育，提示病变在垂体或下丘脑，若 E_2 无升高，无卵泡发育，提示病变在卵巢。

4. 氯米芬试验

◇ 适应证：用于体内有一定雌激素水平或发育延迟者。

◇ 方法：于月经或撤退性出血第 5 天起，口服克罗米芬 50 ～ 100mg/d，共 5 天。于服药第 3、5 天测 FSH 及 LH，第 3 周测孕酮。

◇ 结果判定：若服药后 FSH、LH 值较用药前升高，为阳性反应，否则为阴性。

◇ 意义：阳性，说明下丘脑 - 垂体轴功能正常；反应阴性，则表明下丘脑 - 垂体功能障碍，需做促黄体素释放素试验（LHRH）加以区别。若第 3 周 P 升高 > 5ng/ml，提示有排卵。

5. LHRH

◇ 目的：测定垂体分泌 LH 的储备功能，鉴别下丘脑或垂体性闭经，预测 GnRH 治疗的反应。

◇ 方法：清晨空腹静脉推注 LHRH 100μg（溶于 5ml 生理盐水中），分别于注射前及注射后 15、30、60 及 90min 取血，测血中 LH 值。

◇ 结果判定：如注射后 15 ～ 30min LH 值升至注射前 2 ～ 3 倍，则为垂体正常反应。

◇ 临床意义

①下丘脑病变：反应正常或延迟。

②垂体病变：反应低下或无反应。

③性早熟或青春期延迟：呈正常成人反应。

④卵巢功能低下：反应增高，FSH 及 LH 基础值亦高。

（薛　晴　李红真）

妇科常用激素类药物

一、雌激素类制剂

主要用于雌激素水平低下的患者，可促进和维持女性第二性征、保护心血管系统、预防骨质疏松和代谢紊乱等。本类药物用于雌、孕激素人工周期方案，治疗闭经。利用其促使子宫内膜生长和修复的机制治疗青春期无排卵型功血。小剂量可调节 HPOA，促进卵泡发育以及排卵和黄体功能，并治疗围排卵期出血，可缓解围绝经期一系列症状。

◇ 不良反应：偶有异常撤退性出血、突破性出血、乳房胀痛及胃肠道不适等。

◇ 禁忌证：原因不明的阴道出血、子宫内膜增生、妊娠、与雌激素有关的恶性肿瘤、血栓性疾病、高血压、肝和肾功能不良及红斑狼疮等。

1. 天然雌激素制剂

◇ 戊酸雌二醇：为豆类或薯类提取物，口服片剂（补佳乐）每片 1mg。针剂每支 1ml 含 5mg 或 10mg。

◇ 雌三醇：主要用于泌尿生殖道萎缩性症状，每片 1mg，可口服或放阴道。雌三醇霜（欧维婷软膏）供阴道外用。

2. 合成雌激素制剂

◇ 己烯雌酚（乙蔗酚）：活性强，药效高，价廉，因恶心和呕吐等不良反应近年已较少用。每片 0.5mg 或 1mg。

◇ 苯甲酸雌二醇：油溶性针剂每支 1ml 含 1mg 或 2mg，供肌内注射或涂于阴道壁。

◇ 炔雌醇：为口服避孕药的主要成分，其活性为雌二醇的 7～8 倍。每片 0.05mg 或 0.2mg。

◇ 尼尔雌醇（维尼安，戊炔三醇）：为雌三醇的衍生物，口服长效雌激素。每片 1mg、2mg 或 5mg，每月 1 次或 2 次。

二、孕激素类制剂

天然孕激素可用于治疗闭经、孕激素缺乏引起的不孕、先兆或复发性流产。合成孕激素主要用于治疗异常子宫出血、子宫内膜异位症、药物避孕、子宫内膜癌前病变及内膜癌的辅助治疗等。

◇ 不良反应：包括嗜睡、头晕目眩、胃肠道反应及肝功能改变等，偶见不规则出血或突破性出血，增加剂量多可防止。

◇ 禁忌证：原因不明的出血，严重肝功能障碍等。

1．天然孕激素

◇ 黄体酮针剂：每支 1ml 含 10mg 或 20mg。

◇ 黄体酮胶囊（安琪坦、琪宁、益玛欣）：每粒 50mg 或 100mg。

◇ 黄体酮阴道缓释凝胶（雪诺同）：每支 90mg，推送进阴道，多用于辅助生育中的黄体酮支持治疗。

2．合成孕激素

◇ 达芙通（地屈孕酮）：是一种逆转孕酮，结构近似天然黄体酮，几乎只与孕酮受体结合而表现出高选择性孕激素作用，多用于补充黄体功能。每片10mg。

◇ 醋酸甲羟孕酮（甲羟孕酮、安宫黄体酮）：长期使用可使子宫内膜萎缩，用于治疗子宫内膜增生或子宫内膜癌。每片含2mg、200mg或500mg。

◇ 醋酸甲地孕酮：治疗子宫内膜癌或癌前病变。每片160mg，连续3个月，可使部分内膜癌前病变逆转。

◇ 炔诺酮片（妇康片）：为19-去甲基睾酮衍生物，除有强效孕激素作用外，还有轻微的雄激素活性。每片0.625mg、2.5mg或5mg。本药多用于治疗月经过多及更年期功能性子宫出血。

◇ 孕三烯酮（内美通）：为三烯19去甲甾类化合物，具有较强的抗孕激素与抗雌激素活性，亦有很弱的雌激素和雄激素作用。主要用于治疗子宫内膜异位症，使异位内膜萎缩。每片2.5mg，每周2次。

三、雄激素类制剂

主要用于拮抗雌激素，抑制子宫内膜增生及卵巢和垂体功能，治疗月经过多、子宫内膜异位症、慢性再生障碍性贫血、难治性贫血及乳腺癌等。

◇ 不良作用：连续用药2～3个月可出现男性化，停药后可自行消失。

◇ 肝、肾功能不良及高血压者慎用。

1．雄激素

◇ 甲睾酮（甲基睾丸素）：为睾酮C17的甲基

衍生物，每片 5mg，供舌下含化，1 个月用量不超过 300mg。

◇ 丙酸睾酮（丙酸睾丸酮）：效力快而强且持久，油剂每支 25mg 或 50mg，每周注射 2 次，1 个月用量不超过 300mg。

2. 蛋白同化激素　达那唑（炔睾醇，安宫唑）为 17α- 乙炔睾酮衍生物，能抑制促性腺激素，抑制排卵，诱导假绝经，治疗子宫内膜异位症。口服胶囊每粒 100mg 或 200mg。

四、雌、孕激素联合制剂

主要用于避孕和调节月经，以及治疗闭经、异常子宫出血和多囊卵巢综合征。少数患者用药后出现恶心、乳房胀痛及不规律阴道出血等不良反应。

肝和肾功能障碍者慎用，不明原因出血及有血栓性疾病者禁用。

1. 复方去氧孕烯（复方地索高诺酮，妈富隆）每片含地索高诺酮 0.15mg 和炔雌醇 0.03mg。地索高诺酮有较强的孕激素活性和抗雌激素活性，而没有雄激素活性。除避孕和调经作用外，可治疗高雄激素血症、子宫内膜息肉及内膜单纯性增生。

2. 复方环丙孕酮（达英 35）　每片含醋酸环丙孕酮 2mg 和炔雌醇 0.03mg。醋酸环丙孕酮为高效孕激素，具有很强的抗雄激素作用，无对抗雌激素作用，为治疗 PCOS 女性的高雄激素血症首选。

3. 屈螺酮炔雌醇片（优思明）　为新型口服避孕药，每片含屈螺酮 3mg 和炔雌醇 0.03mg。除避孕作用外，因其最接近天然的孕激素成分，能有效对抗雌激素引起的水、钠潴留；有抗盐皮质激素作用，不增加体重；有抗雄作用，可显著改善皮肤和多毛问题。

4．复方孕二烯酮（敏定偶）　为迄今孕激素作用最强而使用剂量最低的一种短效口服避孕药。三相片：开始6片每片含孕二烯酮0.05mg和炔雌醇0.03mg；其后5片每片含孕二烯酮0.075mg和炔雌醇0.04mg；第三相褐色片10片，每片含孕二烯酮0.1mg和炔雌醇0.03mg。

5．复方炔诺孕酮三相片　第一相黄色6片，每片含炔诺孕酮0.05mg和炔雌醇0.03mg；第二相白色5片，每片含炔诺孕酮0.07mg和炔雌醇0.04mg；最后10片每片含炔诺孕酮0.125mg和炔雌醇0.3mg。

五、雌、孕激素序贯制剂

主要用于低雌激素闭经患者的激素治疗。

1．雌二醇环丙孕酮复合制剂（克龄蒙）　每盒21片，前11片（白色）每片含2mg戊酸雌二醇，后10片（红色）每片含2mg戊酸雌二醇和1mg醋酸环丙孕酮。

2．雌二醇地屈孕酮复合制剂（芬吗通）　1/10包装：白色14片，每片含雌二醇1mg，灰色14片，每片含雌二醇1mg和地屈孕酮10mg。2/10包装：红色14片，每片含雌二醇2mg，淡黄色14片，每片含雌二醇2mg和地屈孕酮10mg。

六、促排卵类制剂

应在有经验的医生指导下以及有阴道超声监测卵泡的条件下应用。

1. 克罗米芬 在下丘脑－垂体占据雌激素受体，阻断内源性雌激素的负反馈，使 GnRH 分泌增加，促使垂体分泌 FSH 和 LH，促使卵泡发育。口服每片 50mg。

2. 来曲唑 为第三代非甾体类芳香化酶抑制剂，通过外周和中枢两方面发挥促排卵作用。无氯米芬的抗雌激素作用，对子宫颈黏液、内膜和性激素水平的影响小。来曲唑可用于恶性肿瘤患者的促排卵，对胎儿无明显致畸作用。本药已成为新一代一线促排卵药物。来曲唑可促进单个优势卵泡生长发育成熟排卵，有预防 OHSS 的作用。每片 5mg。不良反应有潮热、恶心、呕吐、头痛及乏力。

3. 注射用尿促性素 为从绝经期女性尿中提取的 FSH 和 LH 混合冷冻干燥制剂，促使卵泡发育直至成熟。每支含 LH 及 FSH 各 75IU。用于促性腺激素分泌不足所致的闭经、无排卵所致的不孕症。应警惕发生 OHSS。

4. 注射用尿促卵泡素（FSH） 为从绝经期女性尿中提取并纯化的冷冻干燥制剂，含 FSH 75IU，LH < 1IU，可促使卵泡募集与发育、成熟。本药用于不排卵且对克罗米芬治疗无效者及 IVF-ET 的超促排卵。

5. 注射用重组人促卵泡素（FSH） 为用中国仓鼠卵巢细胞经基因工程生产的促卵泡激素，为白色冻干块状物，每支含 FSH 75IU。本药用于不排卵且对克罗米芬治疗无效者，用于 IVF-ET 的超促排卵。

6．重组促卵泡素 β 注射液　为无色澄明液体，每支 0.5ml 含 FSH 50IU 或 100IU，用于不排卵且对克罗米芬治疗无效者，用于 IVF-ET 的超促排卵。

7．注射用 HCG　为从孕妇尿中提取的冻干制剂，为天然激素药物，可用于先兆流产的治疗，也用于排卵障碍性不孕，于卵泡成熟时肌内注射 5000 ～ 10 000IU 以促发排卵，并可支持黄体功能，也用于垂体功能低下的男性不育。每支为 1000IU、2000IU 或 5000IU。应警惕发生 OHSS。

8．重组人绒促性素注射液　用中国仓鼠卵巢细胞经基因工程生产，用于无排卵女性或辅助生殖技术的刺激卵泡生长后触发卵泡的最终成熟和黄体化。每支 0.5ml 含 250μg，皮下注射，相当于 HCG 6500IU。应在有经验的医生指导下应用。

七、促性腺激素释放激素类似物

用于有 GnRH 受体的组织相关的恶性肿瘤、子宫肌瘤及控制性促排卵治疗不孕。

1．戈那瑞林（高乐肽）　为 10 肽化合物，是人工合成的 GnRH，其结构与天然提取物完全相同，促使垂体合成与分泌 FSH 和 LH。小剂量用于垂体兴奋试验及促排卵，大剂量长期应用可造成药物绝经。粉剂，每支 100μg 或 500μg。

2．戈舍瑞林（诺雷德）　为 9 肽化合物，是人工合成的 GnRH 类似物，抑制 FSH 和 LH 的作用远比

GnRH 强，半衰期也长。主要用于子宫内膜异位症和子宫腺肌症。注射剂，每支 3.6mg。

3．亮丙瑞林（抑那通）　为人工合成的 GnRH 类似物，注射剂，每支 3.75mg。适应证及用法同诺雷德。

4．盐酸曲普瑞林注射液（达必佳、达菲林）为人工合成的 GnRH 类似物，长效制剂每支 3.75mg，用法同诺雷德。短效小剂量制剂每支 0.1mg，皮下注射，用于治疗性早熟、IVF 中的超促排卵或垂体降调节。

5．醋酸西曲瑞克（思则凯）　为促性腺激素释放激素拮抗剂，常用于抑制超促排卵过程中内源性 LH 峰的出现。每支 3mg 或 0.25mg。

八、其他药物

1．甲磺酸溴隐亭　为多肽类麦角生物碱，作用于下丘脑或直接作用于腺垂体，抑制催乳素的分泌。治疗高促乳素血症、闭经溢乳综合征、垂体微腺瘤和产后退奶。每片 2.5mg。

2．米非司酮　为抗孕激素药物，与孕激素受体结合的能力是孕酮的 5 倍。主要用于抗早孕，近年来也用于子宫肌瘤、子宫内膜异位症和异位妊娠。每片 10mg 或 5mg。

3．甲状腺素

◇甲状腺片：促进新陈代谢及生长发育，用于各种原因引起的甲状腺功能低下。每片 40mg。开始剂量每日 10 ～ 20mg，一般成人维持剂量每日

40 ～ 120mg。

◇ 左旋甲状腺素钠（优甲乐）：近似于生理甲状腺激素，治疗甲减，每片 25μg、50μg 或 100μg。一般成人维持量每日 75 ～ 100μg。

4．肾上腺皮质激素　可通过反馈抑制促肾上腺皮质激素及雄激素形成，促使促性腺激素分泌，治疗高雄激素血症、月经异常及不育。

◇ 泼尼松（强的松）：每片 5mg，每日 1 ～ 2 次。

◇ 地塞米松：每片 0.75mg，每日 1 次。

（李克敏）

缩略语词表

ACTH	促肾上腺皮质激素	adrenocorticotropic hormone
AFP	甲胎蛋白	α-fetoprotein
AI	人工授精	artificial insemination
AID	供精人工授精	artificial insemination with donor semen
AIH	夫精人工授精	artificial insemination with husband semen
AIS	雄激素不敏感综合征	androgen insensitivity syndrome
ALP	碱性磷酸酶	alkaline phosphatase
APS	抗磷脂综合征	antiphospholipid syndrome
ART	辅助生育技术	assisted reproductive technology
ASCO	美国临床肿瘤学会	American Society of Clinical Oncology
ASRM	美国生殖医学协会	American Society for Reproductive Medicine
AUB	异常子宫出血	abnormal uterine bleeding
BBT	基础体温	basal body temperature

BMC	骨矿物质含量	bone mineral content
CA125	糖类抗原标志物	carbohydrate antigen
CAH	先天性肾上腺皮质增生症	congenital adrenal hyperplasia
CEA	癌胚抗原	carcinoembryonic antigen
CNS	中枢神经系统	central nervous system
CPP	中枢早熟青春期	central precocious puberty
DHT	双氢睾酮	dihydrotestosterone
EE	乙炔雌二醇	ethinylestradiol
ESHRE	欧洲人类生殖与胚胎学会	European Society of Human Reproduction and Embryology
FBG	空腹血糖	fasting blood glucose
FIGO	国际妇产科联盟	International Federation of Gynecology and Obstetrics
FINS	空腹胰岛素水平	fasting insulin
FSH	促卵泡素	follicle-stimulating hormone
GnRH	促性腺激素释放激素	gonadotropin-releasing hormone
GnRHa	促性腺激素释放激素类似物	gonadotropin-releasing hormone analogue
HMG	人绝经期促性腺激素	human menopausal gonadotropins

HOP	羟基脯氨酸	hydroxyproline
HPRL	高泌乳素血症	hyperprolactinemia
HSG	子宫输卵管造影术	hysterosalpingography
HyCoSy	子宫输卵管超声造影	hysterosalpingo-contrast sonography
IMB	经间期出血	intermenstrual bleeding
IR	胰岛素抵抗	insulin resistance
IUI	宫内人工授精	intrauterine insemination
IUFS	黄体化未破裂滤泡综合征	luteinized unruptured follicle syndrome
IVF-ET	体外受精，胚胎移植术	in vitro fertilization and embryo transfer
LH	黄体生成素	luteinizing hormone
LHRH	促黄体素释放素	luteinizing hormone releasing hormone
LIF	白血病抑制因子	leukemia inhibitory factor
LNG-IUS	左炔诺孕酮宫内缓释系统	levonorgestrel intrauterine system
LOD	腹腔镜下卵巢打孔术	laparoscopic ovarian drilling
MAR	混合抗球蛋白反应	mixed antiglobulin reaction
MTX	甲氨蝶呤	methotrexate
NOP	美国骨质疏松基金会	National Osteoporosis Foundation

NP	非前向的（活力）	non-progressive motility
OC	短效避孕药	oral contraception
OGTT	口服葡萄糖耐量试验	oral glucose tolerance test
OHSS	卵巢过度刺激综合征	ovarian hyperstimulation syndrome
PB	极体	polar body
PCOS	多囊卵巢综合征	polycystic ovary syndrome
PG	前列腺素	prostaglandin
PN	原核	pronucleus
PRL	泌乳素	prolactin
PTU	丙基硫氧嘧啶	propylthiouracil
rhGH	重组人生长激素	recombinant human growth hormone
RI	阻力指数	resistance index
SHBG	性激素结合球蛋白	sex hormone binding globulin
SRY	Y染色体性别决定区	sex-determining region of Y
TAS	经腹部超声	transabdominal sonography
TBG	甲状腺结合球蛋白	thyroid binding globulin
TgAb	甲状腺球蛋白抗体	thyroglobulin antibody
TPOAb	甲状腺过氧化物酶抗体	thyroid peroxidase antibody

TPP	真性性早熟	true precocious puberty
TRAb	促甲状腺激素受体抗体	thyrotropin receptor antibody
TVCDF	经阴道彩色多普勒	transvaginal colour Doppler flow
TVS	经阴道超声	transvaginal sonography
UAE	子宫动脉栓塞疗法	uterine artery embolization